AF501254

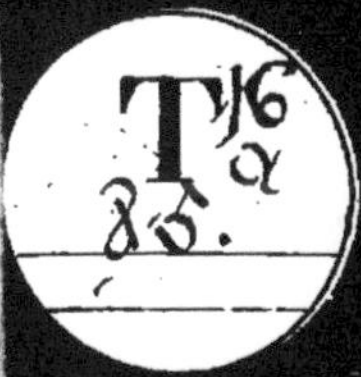

PIGMENTS

ET

MATIÈRES COLORANTES

DE

L'ÉCONOMIE ANIMALE

PAR

E. VILLEJEAN
Professeur agrégé et chef du laboratoire de pharmacologie
à la Faculté de médecine,
Pharmacien en chef de l'Hôtel-Dieu.

PARIS
ASSELIN ET HOUZEAU, ÉDITEURS
LIBRAIRES DE LA FACULTÉ DE MÉDECINE
Place de l'École-de-Médecine.

1886

PIGMENTS

ET

MATIÈRES COLORANTES

DE

L'ÉCONOMIE ANIMALE

PAR

E. VILLEJEAN
Professeur agrégé et chef du laboratoire de pharmacologie
à la Faculté de médecine,
Pharmacien en chef de l'Hôtel-Dieu.

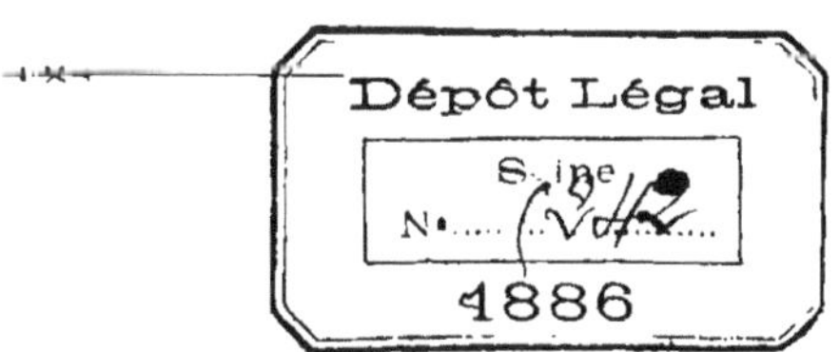

PARIS
ASSELIN ET HOUZEAU, ÉDITEURS
LIBRAIRES DE LA FACULTÉ DE MÉDECINE
Place de l'École-de-Médecine.

1886

PIGMENTS

ET

MATIÈRES COLORANTES

DE

L'ÉCONOMIE ANIMALE

INTRODUCTION.

Les cellules de la choroïde, celles qui composent la couche muqueuse de l'épiderme, le protoplasma utriculaire de certains tissus normaux ou pathologiques, renferment un grand nombre de granulations microscopiques colorées en brun ou en noir, qui apparaissent à un très fort grossissement sous forme de corps polyédriques à arêtes vives.

Cette matière, douée du mouvement brownien, a reçu le nom de matière pigmentaire ou de pigment, ce terme prenant ainsi une acception toute particulière ; plus tard, on revint à l'étymologie du mot lui-même (pigmentum-couleur) et on l'employa pour désigner, d'une façon générale, tout principe immédiat d'origine organique qui donne aux tissus ou aux liquides qui les imprègnent une coloration particulière, rouge, jaune, bleue, brune, etc.

Pigment et matière colorante sont donc synonymes et

il nous paraît impossible de donner à ces deux termes une signification différente.

Quelques-uns de ces principes peuvent rivaliser par leur éclat et la pureté de leur coloration avec les magnifiques teintes du spectre solaire ; aussi éveillèrent-ils de tout temps l'attention des observateurs ; ils ne prirent cependant une importance réelle que le jour où l'on aperçut le rôle considérable que certains d'entre eux jouent dans les phénomènes physiologiques qui s'accomplissent dans les êtres vivants.

L'étude de leur répartition et de leurs métamorphoses nous donne en effet la clef du phénomène de la respiration ; elle nous renseigne et nous éclaire sur les réactions si complexes qui s'effectuent dans les actes d'assimilation et de désassimilation ; elle a provoqué des rapprochements inattendus entre des appareils dont la situation et la structure particulière chez divers animaux ne pouvaient que masquer la véritable fonction.

Si l'on se reporte au rôle qui est dévolu à l'hémoglobine chez les animaux supérieurs, aux relations que les recherches chimiques ont permis de découvrir entre cette matière colorante du sang et le plus grand nombre des pigments de l'économie, il semblera superflu d'insister plus longuement sur l'intérêt que présente l'étude chimique de ces matières.

Nous n'aurons pas à nous occuper dans ce travail du rôle physiologique des pigments, et il s'en faut, du reste, que chacun d'eux ait des attributions aussi nettement déterminées que la matière colorante à laquelle nous faisions allusion plus haut. Cependant, en voyant des corps *colorés* tels que l'hémocyanine, la zoonérythrine, jouer chez les animaux inférieurs le même rôle que l'hémoglobine, on est autorisé à se demander si les autres pigments n'ont pas également leur raison d'être, s'ils ne remplissent pas une fonction qui nous a échappé jusqu'à ce jour, ou s'ils ne sont pas tout simplement l'indice, le reflet d'actes physiologiques dont la nature nous est inconnue.

On arrive ainsi, avec Krukenberg, à croire qu'il n'est pas dû au hasard que les actinies, par exemple, qui ne renferment qu'un ferment pepsique, soient colorées en rouge, tandis que les espèces inférieures qui sécrètent un ferment trypsique se montrent colorées en vert, en jaune ou en brun, mais jamais en rouge.

Nous le répétons, il ne nous appartient pas d'aborder ici ces questions de physiologie ; nous ne devons envisager que le côté chimique du sujet, examiner les réactions des matières colorantes de l'économie animale, leurs modes de dédoublement et les relations de composition qu'elles peuvent présenter entre elles. Les faits découverts par les chimistes dans ces dernières années ne sont pas restés improductifs ; ils ont condamné définitivement ou donné un appui solide aux théories qui avaient cours dans la science, et ont particulièrement servi à réduire le nombre des groupes isolés de matières colorantes que l'on croyait pour ainsi dire infini.

Il était admis autrefois que les couleurs animales étaient dues à autant de principes immédiats ; les méthodes chimiques ont permis de prouver l'identité de pigments qui se rencontrent chez des sujets très éloignés les uns des autres ; elles font découvrir que beaucoup d'entre eux possèdent des réactions semblables et peuvent, sous l'influence de causes appropriées, être ramenés à une matière commune, facile à caractériser. C'est ainsi que l'on a pu, par exemple, rapprocher la plus grande partie des matières jaunes ou orangées (lipochromes) de la lutéine ; les matières colorantes de la bile et de l'urine, de l'hématine ; les principes bleus, violets ou gris des crustacés de la substance rouge que l'on désigne sous le nom de zoonérythrine, etc.

La question si compliquée de l'origine des pigments s'est ainsi éclairée d'une façon inattendue ; on n'a même pas tardé à aller au delà des faits connus et quelques auteurs ont voulu faire dériver tous les principes colorants de l'hémoglobine ou de ses analogues. Nous verrons qu'on ne peut être encore aussi affirmatif ; qu'aucune réaction n'autorise à penser que la mélanine, par exemple, résulte de la transformation sur place de la matière colorante du sang.

D'ailleurs l'hémoglobine, comme toutes les autres matières colorantes d'origine végétale ou animale, ne peut être que le résultat de l'activité cellulaire d'éléments organisés dont le siège est encore inconnu ; pourquoi supposer cette tâche dévolue à un seul groupe de cellules fournissant une matière unique, et refuser un rôle analogue à d'autres éléments soumis au mêmes forces et se développant dans les mêmes milieux ?

En nous bornant à l'étude purement chimique des pigments, notre travail n'en reste pas moins assez complexe ; on verra que nous sommes encore loin de connaître la composition exacte de la plupart de ces corps. Cela tient à ce qu'ils sont rarement isolés dans les divers organes et presque toujours mélangés à d'autres principes organiques qui rendent leur extraction laborieuse et leur purification parfois impossible. Il en résulte que si l'histoire chimique de quelques-uns est aujourd'hui très avancée, celle des autres est presque entièrement inconnue.

Notre ignorance à cet égard ne nous a pas permis d'établir une classification méthodique des pigments, basée sur leur composition ou leur fonction chimique. Au lieu de tenter un essai stérile, nous avons préféré les ranger simplement d'après leur origine et leur importance physiologique.

Voici dans quel ordre nous avons cru devoir aborder leur étude.

Dans le chapitre premier, nous avons fait l'histoire aussi complète que possible de la matière colorante du sang.

Nous avons ensuite examiné, dans le chapitre II, les produits de dédoublement de l'oxyhémoglobine et de l'hémoglobine.

Nous avons réuni dans le chapitre III les matières colorantes de la bile et de l'urine dont la plupart dérivent de l'hématine.

Le chapitre IV a été consacré aux pigments divers que l'on rencontre chez les animaux supérieurs et qu'on ne peut rattacher sûrement aux précédents.

Enfin, dans la cinquième partie nous avons résumé les connaissances, encore bien incomplètes, que nous possédons sur les matières colorantes des animaux invertébrés.

CHAPITRE PREMIER

MATIÈRE COLORANTE DU SANG.

La coloration rouge, propre au globule sanguin des animaux supérieurs, a de tout temps attiré l'attention des chimistes qui s'efforçaient, dès la fin du XVIIIe siècle, de déterminer et d'isoler le principe auquel elle est due.

Depuis longtemps Lémery avait démontré la présence du fer dans le sang, et Menghini avait cherché à doser ce métal. Bucquet (1) regardait la matière colorante sanguine comme une dissolution étendue d'albumine, de gélatine et de fer. Parmentier (2) et Deyeux admettaient que cette substance résultait de la combinaison d'oxyde ferrique avec de la soude et de la *tomelline*, matière animale qui représentait pour eux le corps que nous désignons aujourd'hui sous le nom de globuline.

Fourcroy et Vauquelin croyaient à une combinaison de matière albumineuse et gélatineuse avec du phosphate de fer, et ils avaient tenté de reconstituer une matière rouge analogue en traitant de l'albumine par ce sel. Mais Berzélius ne put reproduire ce composé.

C'est à ce dernier savant et à Brande (3), chimiste anglais, que revient l'honneur d'avoir démontré que la couleur réside dans un principe organique particulier qu'ils crurent d'abord dépourvu de fer.

(1) Dictionnaire de chimie de Macquet. Paris, 2e édition, 1718.

(2) Mémoire sur le sang. Journal de ph., de chimie et d'hist. natur., 1794, t. I, p. 572; t. IV, p. 35.

(3) Brande. Rech. chim. sur le sang. Ann. de chimie, 1815, t. XCIV, p. 34.

L'année suivante, Vauquelin (1) reprenant l'étude de ce corps qu'il avait préparé d'après la méthode de Brande, c'est-à-dire en traitant le caillot par l'acide sulfurique étendu à une température de 70° et précipitant par l'ammoniaque, arrivait également à cette conclusion qu'il ne renferme pas de fer puisqu'il ne se colore ni par l'acide gallique ni par le prussiate jaune de potasse. Il fait, du reste, remarquer que le dépôt rouge brun qu'il a préparé ne rougit pas à l'air et se demande si la matière obtenue n'aurait pas subi quelque altération sous l'influence de l'acide et de la chaleur. Observation judicieuse, car nous savons aujourd'hui que le corps de Brande n'est autre chose que l'hématine.

L'erreur de Brande et de Vauquelin, qui niaient l'existence du fer dans l'hématine, s'explique facilement puisqu'ils appliquaient directement les réactifs à la matière colorante elle-même au lieu d'opérer sur les cendres qu'elle laisse par la calcination ; elle fut rectifiée par Berzélius (2), puis par Lecanu dans sa thèse soutenue en 1837.

Berzélius, comme l'avait fait Vauquelin, insiste sur la différence essentielle qui existe entre la matière contenue dans les globules et celle qu'on isole avec l'intervention des acides ; il donne à la première le nom d'*hématoglobuline*, et à la seconde celui d'*hématine*.

Beaucoup plus tard, Hunnefeld (1840), Leydig (3) et Kölliker (1849) décrivirent sous le nom de cristaux du sang la vraie matière colorante ; Funke (4) les observa de nouveau en 1851 et les reproduisit à volonté avec le

(1) Vauquelin. Note sur le principe colorant du sang des animaux. Ann. de phys. et de chimie, 1816, t. I, p. 9.

(2) Berzélius. Ann. de phys. et de chimie, 1817, t. V, p. 42.

(3) Leydig. Zeitsch. für Wiss. Zoologie, t. I, p. 116 et 261.

(4) Funke. Zeitsch. für rat. med. N. F., t. I, p. 184 et t. II, p. 199 et 288.

sang de la veine splénique. Kunde (1) démontra ensuite qu'on peut les préparer en traitant convenablement le sang d'un grand nombre d'animaux et fit remarquer que celui des écureuils fournit des tables hexagonales, tandis que le sang des cobayes donne des tétraèdres.

Lehmann prépare en grande quantité la matière que Funke avait nommée *hémato-cristalline*, mais se méprenant sur sa nature, il la considère comme formée par une matière albuminoïde cristallisée souillée par le principe colorant du sang et il s'efforce dès lors de séparer ces corps sans pouvoir y parvenir.

C'est à Ch. Schmidt (2) et surtout à Hoppe-Seyler que nous devons la rectification de l'erreur de Lehmann. Le dernier de ces auteurs, appliquant à la matière colorante du sang la méthode spectroscopique, reconnut que l'hémato-cristalline n'est pas un principe protéique coloré par de l'hématine, mais bien la matière colorante elle-même; il lui donna le nom d'*hémoglobine* qu'elle a conservé depuis (3).

Les globules du sang veineux des animaux supérieurs renferment en réalité deux principes colorants distincts qui diffèrent entre eux par une certaine quantité d'oxygène faiblement fixé, et dont la transformation réciproque constitue dans le poumon d'une part, dans la profondeur des tissus d'autre part, un phénomène physiologique de la plus haute importance sur lequel nous n'avons pas à insister.

Le principe le plus riche en oxygène a reçu le nom d'*oxyhémoglobine*, il existe seul dans le sang artériel; le moins oxygéné se forme pendant la circulation capillaire; il donne au sang une coloration plus foncée, on l'appelle improprement *hémoglobine réduite* ou mieux

(1) Kunde. Même recueil, p. 271.
(2) Thèse de Böttcher. Ueber Blutkrystalle. Dorpat, 1863.
(3) Hoppe-Seyler. Virchow's Arch., 1862, t. XXIII, p. 446.

hémoglobine; il dérive du premier qui a cédé aux tissus environnants le gaz qu'il avait fixé; mais la transformation n'est jamais totale, de sorte que le sang veineux renferme à la fois de l'hémoglobine et de l'oxyhémoglobine, ainsi que le prouvent les analyses des gaz du sang veineux.

Nous étudierons successivement ces deux matières en commençant par l'histoire de l'oxyhémoglobine dont la préparation est plus facile parce qu'elle peut être opérée au contact de l'air.

Toutefois, nous devons faire immédiatement remarquer que cette matière n'est pas identique chez tous les animaux à sang rouge, ainsi que l'indiquent les diverses formes cristallines sous lesquelles on l'obtient et aussi les différences de solubilité dans l'eau que présentent ses nombreuses variétés. Bien plus, la matière colorante, telle qu'elle existe dans le globule, est probablement différente de celle que l'on obtient à l'état cristallisé ; cette supposition paraît légitimée par les considérations suivantes :

Le sang artériel et les solutions d'oxyhémoglobine cristallisée ont le même spectre d'absorption, peuvent céder sous l'influence du vide la même quantité d'oxygène quand on les prend sous poids équivalents, engendrent le même corps sous l'influence des agents réducteurs, etc. Mais l'oxyhémoglobine, qui est soluble dans le plasma sanguin ne passe cependant pas par exosmose dans ce liquide, du moins dans les conditions normales ; elle ne passe pas non plus dans les solutions de sulfate de soude, de sulfate de magnésie, de chlorure de sodium, avec lesquelles on peut laver les globules sans les décolorer.

En outre, le globule rouge et l'oxyhémoglobine récemment extravasée dans l'eau pure décomposent l'eau oxygénée parfaitement neutre, à la façon du noir de platine, c'est-à-dire sans s'altérer ; tandis que l'oxyhémoglobine cristallisée puis redissoute se décompose en dégageant plus lentement l'oxygène (Al. Schmid et Henninger) (1). Enfin l'oxyhémoglobine extravasée ne dialyse pas au travers des membranes animales ou végétales, du moins immédiatement, tandis que l'oxyhémoglobine cristallisée et redissoute est douée de pouvoir osmotique (2).

Le pigment sanguin, qui constitue les neuf dixièmes du poids du globule sec, n'est pas assez soluble pour qu'on puisse admettre qu'il se trouve en solution dans le stroma il n'y existe pas non plus sous forme de granulations ou à l'état de cristaux ; tout porte donc à croire qu'il est retenu à l'état de combinaison peu stable qui se dissocie sous l'influence de l'eau et d'autres dissolvants neutres tels que l'éther, le chloroforme, etc. On sait que le stroma globulaire renferme, outre divers albuminoïdes et de la cholestérine, une notable proportion de lécithine qui joue le rôle complexe d'éther, d'acide monobasique et d'alcali quaternaire ; Hoppe-Seyler suppose que c'est cette dernière substance qui fixe l'oxyhémoglobine ; elle se gonfle dans l'eau, se dissout dans l'alcool, l'éther, le chloroforme toutes substances qui provoquent la mise en liberté et la cristallisation de l'oxyhémoglobine.

Ces remarques ne manquent pas d'importance ; jusqu'à ce jour l'opinion de Hoppe-Seyler n'est encore qu'une vue hypothétique qui devra être confirmée par de nouvelles recherches ; nous avons cependant cru devoir la mentionner avant de commencer l'histoire chimique de l'oxyhémoglobine.

Oxyhémoglobine. — *Etat naturel.* — Nous ne savons encore rien de précis sur le lieu et le mode de formation de l'oxyhémoglobine. Aux dépens de quels matériaux,

(1) Henninger. Bull. de la Soc. de biol., 1882.
(2) Al. Schmidt. Jahresb. Thierch., 1872, p. 74.

dans quels organes prend-elle naissance? Autant de questions auxquelles il nous est impossible de répondre à l'heure actuelle. Nous pouvons dire que cette matière colorante existe non seulement dans le sang et les muscles de tous les animaux vertébrés, mais encore chez un grand nombre d'invertébrés, ainsi qu'il résulte des travaux de Rollet, Nawrocki, Ray-Lankester, Fœttinger, van Beneden, Hubrecht, Regnard et R. Blanchard (1); elle s'y trouve alors soit fixée sur des globules analogues aux globules sanguins des animaux supérieurs, soit en solution dans des canaux ou des espaces lacunaires qui renferment un sang rouge dépourvu de globules, soit encore à l'état de liberté dans les muscles ou le tissu nerveux.

Les conditions de sa formation se trouvent donc réunies dans un grand nombre d'animaux qui occupent les places les plus diverses dans la série animale.

Elle apparaît également dans l'urine de l'homme et des animaux dans le cours de l'hémoglobinurie paroxystique ou a frigore, lorsqu'on injecte dans les veines une grande quantité d'eau; quand on introduit sous la peau une forte proportion de glycérine; dans l'empoisonnement aigu par le phénol.

Elle constitue les 9/10 environ du poids du globule sec et on peut estimer à 130 grammes le poids de l'oxyhémoglobine contenu dans un kilogramme de sang artériel humain.

Préparation. — L'oxyhémoglobine peut être préparée avec le sang de tous les animaux vertébrés; mais on ne l'obtient pas cristallisée avec la même facilité. Pour certains animaux, il suffit de provoquer la dissolution du globule pour que la cristallisation s'effectue spontanément (carpe, barbeau, cobaye, écureuil, rat); avec d'autres sangs il est nécessaire d'opérer à la température de

(1) Bull. de la Soc. zool de France, t. VIII, 1883.

0° (chien, cheval), ou en présence d'alcool refroidi (homme, singe); enfin, la cristallisation est extrêmement difficile avec les sangs du bœuf et du porc.

Elle est d'autant plus lente que le sang est plus récent; une putréfaction légère suivie d'une aération suffisante la favorise, car l'hémoglobine résiste énergiquement aux fermentations bactériennes qui détruisent rapidement, au contraire, certaines matières qui retardent la cristallisation.

On a indiqué de nombreux procédés de préparation dont nous ne donnerons que le principe, pour nous arrêter à ceux qui ont été recommandés par Hoppe-Seyler et par Preyer. Tous sont fondés sur la possibilité de dissoudre ou de désorganiser le globule par des agents physiques ou des réactifs neutres incapables de décomposer la substance que l'on veut recueillir, et sur l'insolubilité de la matière colorante dans l'eau pure ou alcoolisée maintenue à basse température.

Rollet détruit le globule par des décharges électriques ou par des alternatives de congélation et de dégel.

Funke et Kunde emploient l'eau pure; Lehmann, un courant d'oxygène, puis d'acide carbonique; Al. Schmidt se sert de l'électrolyse; Böttcher, de chloroforme; Starkow, de benzine; Thiry et Kühne ajoutent aux globules sanguins des sels biliaires qui les dissolvent; Wedl mêle du pyrogallol à la solution aqueuse du sang, etc.

Si l'on veut simplement obtenir une préparation microscopique, il suffit, d'après Gamgée, de déposer sur une lame de verre une goutte de sang de rat, de la mêler avec une goutte d'eau distillée et de recouvrir le tout d'une lamelle; au bout de deux ou trois minutes apparaissent des cristaux très nets.

D'après Rollet et Gscheilden, on obtient des cristaux de dimensions extraordinaires en opérant comme il suit :

On expose à l'air, pendant 24 heures, du sang de chien préalablement défibriné; on l'introduit ensuite dans un petit tube incomplètement rempli que l'on scelle à la lampe et qu'on maintient pendant quelques jours à une température de 37°. On ouvre alors le tube, on vide son contenu dans un verre de montre, et on l'abandonne, au contact de l'air, à l'évaporation spontanée.

Pour obtenir des cristaux en abondance, Hoppe-Seyler indique le procédé suivant (1) :

Du sang défibriné est mélangé avec au moins dix fois son volume d'une solution de chlorure de sodium renfermant, pour un volume de solution saturée, environ quatorze volumes d'eau. On laisse reposer pendant un ou deux jours dans un endroit frais, de manière que la plus grande partie des globules se dépose On décante alors le liquide surnageant, on introduit le dépôt dans un ballon, on y ajoute de l'eau, dont il faut éviter un excès, puis une égale quantité d'éther, et l'on agite vivement : les globules se dissolvent. Après avoir décanté l'éther, on filtre rapidement, à la température de 0°, et l'on mêle au liquide un quart de son volume d'alcool, pareillement refroidi à 0°. On laisse ensuite reposer le tout pendant quelques jours dans une glacière. Le liquide se prend en une masse cristallisée.

Preyer (2), a également donné un procédé avantageux, dont nous empruntons les détails à l'excellente thèse de Lambling (3).

On recueille le sang dans une capsule, et on l'abandonne à la coagulation pendant quelques heures, mieux encore pendant une journée, dans un endroit frais. Le

(1) Hoppe-Seyler. Handbuch der Phys. u. Path. chem. anal., 4e édit., p. 251.

(2) Preyer. Die Blutkrystalle. Iena, 1871.

(3) Lambling. Des procédés de dosage de l'hémoglobine. Nancy, 1882.

sérum est ensuite décanté, et l'on enlève autant que possible la graisse et les globules blancs qui se sont rassemblés à la surface du caillot. On lave rapidement à l'eau glacée la masse grossièrement divisée; puis si la température s'y prête, on la fait congeler et on la triture. Sinon, on se contente de la diviser soigneusement, puis on la jette sur un grand filtre, où l'on continue les lavages à l'eau distillée glacée. Quand le liquide qui s'écoule ne donne plus qu'un trouble laiteux avec le sublimé corrosif, on procède à l'épuisement du caillot en employant de l'eau distillée à 40°, en volume à peu près égal à celui du sang mis en traitement. Le liquide filtré est reçu dans un grand cylindre gradué entouré de glace. On distrait une portion de ce liquide et on détermine le volume d'alcool nécessaire pour produire un commencement de trouble persistant. On mêle le liquide sanguin avec une quantité d'alcool un peu moindre que celle qui a été déterminée par le calcul, et on abandonne le tout dans un mélange réfrigérant. La cristallisation s'effectue déjà au bout de quelques heures; le rendement est considérable. Les cristaux sont séparés de leurs eaux mères par filtration et lavés à l'eau glacée, d'abord légèrement alcoolisée, puis à l'eau pure. C'est la partie la plus pénible de l'opération. On répète une deuxième et même une troisième cristallisation, et on continue le lavage jusqu'à ce que la liqueur qui s'écoule ne précipite plus, ni par le sublimé, ni par le nitrate d'argent, ni par le sous-acétate de plomb. Enfin, on s'assure, en calcinant une petite quantité de cristaux, que les cendres ne renferment plus de phosphore; cette recherche est faite avec le molybdate d'ammoniaque qui ne doit plus se colorer en jaune.

C'est le sang de cheval qui se prête le mieux à ces préparations en grand.

Composition de l'oxyhémoglobine. — Chaque espèce

de sang donne des cristaux d'oxyhémoglobine qui diffèrent par quelques-unes de leurs propriétés physiques et peut-être aussi par leur composition centésimale.

Séchés à 0° dans le vide, sur l'acide sulfurique, les uns sont anhydres (cheval), tandis que les autres renferment encore de l'eau de cristallisation qui se dégage à une température de 100 ou de 115°, dans un courant d'hydrogène. L'oxyhémoglobine de chien perd 3 à 4 0/0 d'eau ; celle de cobaye 6 0/0 ; il en est de même de celle du porc ; celle de l'écureuil en abandonne 9,4 0/0.

La composition centésimale de quelques-uns de ces corps, empruntée aux analyses de C. Schmidt, Hoppe-Seyler et Kossel, est indiquée ci-dessous.

	CHIEN.	COBAYE.	ÉCUREUIL.	CHEVAL.	OIE.
Carbone	52,85	54,12	54,09	54,87	54,26
Hydrogène	8,32	7,36	7,39	6,97	7,10
Azote	16,17	16,78	16,09	17,31	16,21
Oxygène	21,84	20,68	21,44	19,73	20,69
Soufre	0,39	0,58	0,40	0,65	0,54
Fer	0,43	0,48	0,59	0,47	0,43
Acide phosphorique	»	»	»	»	0,77

En général, les oxyhémoglobines ne renferment pas de phosphore : Hoppe-Seyler pense que l'acide phosphorique qu'on a trouvé dans les cendres des cristaux résulte d'une purification incomplète et de la présence de nucléine.

En admettant que la moyenne du fer contenu dans 100 grammes d'oxyhémoglobine soit de 0 gr. 42, et que le même poids de ce corps perd dans le vide 168 cc. d'oxygène faiblement fixé ; en supposant de plus que la molécule d'hémogobline renferme 1 atome de fer et absorbe 1 molécule d'oxygène pour se transformer en oxyhémoglobine, Preyer a calculé que le poids moléculaire de cette dernière devait être représenté par le chiffre 13,332, correspondant à la formule

$$C^{600}H^{960}Az^{154}O^{179}S^{3}Fe$$

Hufner, prenant pour base une moyenne de fer de 0,40 et une moyenne d'oxygène faiblement combiné de 158 cc., 2 pour 100 grammes d'oxyhémoglobine, arrive au chiffre 14,129 pour le poids moléculaire de l'oxyhémoglobine qu'il représente par la formule

$$C^{636}H^{1025}Az^{164}O^{189}S^{3}Fe$$

Ces formules n'ont rien d'absolu ; elles rendent compte d'une manière satisfaisante des résultats fournis par l'analyse centésimale ; le point qui ressort le plus nettement des chiffres cités plus haut est le suivant : pour une proportion de 0,42 de fer, l'oxygène faiblement combiné est représenté en poids par 0,2264, ce qui correspond sensiblement à 2 atomes d'oxygène (32 parties) pour 1 atome de fer (56 parties).

Propriétés physiques et chimiques. — A l'état humide, les cristaux d'oxyhémoglobine constituent une masse pâteuse rouge-cinabre qui, séchée à 0° sur l'acide sulfurique, se transforme en une poudre rouge-brique. Nous avons déjà vu que ces cristaux ne paraissent pas présenter tout à fait la même composition ; la diversité de leurs formes cristallines et les valeurs très différentes de leurs coefficients de solubilité tendent à faire admettre qu'il y a pour ainsi dire autant de variétés d'oxyhémoglobine que de sangs différents.

La forme et la solubilité des cristaux ont été determinées principalement par Preyer et Bojanowski ; elles sont indiquées sous forme de tableau très étendu à la page 899 du supplément au dictionnaire de Wurtz.

Bornons-nous à faire remarquer que tous ces cristaux

sont biréfringents et polychroïques et que la plupart appartiennent au type ortho-rhombique ; ceux qu'on a préparés avec le sang de l'écureuil, de la souris et du hamster appartiennent au système hexagonal ; ce fait est sûrement démontré pour les cristaux de l'écureuil, car leur axe optique est perpendiculaire au plan des tables hexagonales ; en effet, placées entre deux nicols croisés, ces tables restent obscures quel que soit l'azimut d'orientation.

L'oxyhémoglobine de l'homme cristallise en primes à quatre pans ; au microscope, ils ont l'aspect de rectangles ou de rhombes très allongés ; celle du cobaye se présente sous forme de tétraèdres irréguliers qui dérivent d'un prisme rhombique ; il en est de même de celle du rat ; l'oxyhémoglobine du dindon offre un aspect cubique.

La solubilité de tous ces corps varie dans de larges proportions ; parmi les moins solubles sont les cristaux du cobaye, de l'écureuil, du chat, du chien et du corbeau : tous les autres sont très solubles ; ceux du bœuf et du porc sont mêmes déliquescents.

D'après Hoppe-Seyler 100 grammes d'eau à $+50^\circ$ dissolvent 2 grammes d'oxyhémoglobine de chien.

Par contre, toutes les variétés d'oxyhémoglobine possèdent le même spectre d'absorption. Si l'on interpose leur solution convenablement concentrée entre la lumière solaire et la fente d'un spectroscope, il y a absorption de toutes les couleurs spectrales, sauf le rouge extrême.

En diminuant progressivement l'épaisseur du liquide ou en le diluant, le spectre s'éclaire jusqu'à la lettre D. La première couleur qui apparaît ensuite est le vert que l'on aperçoit entre E et *b*. En continuant la dilution on fait apparaître un peu de jaune verdâtre à peu près à égale distance de D et E, ce qui divise en deux bandes l'espace obscur qui séparait la première trace du vert de la portion rouge du spectre. Puis l'obscurité recule de plus en plus vers le violet et finalement tout le spectre apparaît et n'est plus modifié que par deux bandes d'absorption situées entre les lettres E et D de Frauenhofer ; la première, plus étroite et plus obscure, se trouve très près de D ; la seconde, à bords moins nets, mais plus large, reste un peu en deçà de E.

En opérant à la lumière solaire avec une solution d'oxyhémoglobine au 1000e, sous une épaisseur d'un centimètre, et en faisant usage d'un oculaire fluorescent, on aperçoit en outre une troisième bande située dans le violet vers *h*. Cette bande, découverte par Soret, peut également être distinguée en interposant un verre bleu entre la lumière et la fente du spectroscope.

On peut admettre que les longueurs d'onde correspondant aux parties moyennes des bandes d'absorption α et β de l'oxyhémoglobine sont sensiblement égales à 578 et à 540 millionièmes de millimètre.

Ces apparences peuvent être observées soit avec le sang en circulation, soit avec le sang extrait d'une artère, soit avec des cristaux encore humides d'oxyhémoglobine ou enfin avec la solution aqueuse de ceux-ci ; elles sont identiquement les mêmes avec toutes les variétés d'oxyhémoglobine. Nous verrons plus tard que les hémoglobines fixent toujours les mêmes quantités d'oxygène ou d'oxyde de carbone ; le rapprochement de ces faits nous permet déjà de présumer que les diverses variétés d'oxyhémoglobine renferment un noyau coloré toujours identique, associé à une matière albuminoïde différente.

Les cristaux du sang artériel desséchés dans le vide peuvent supporter sans décomposition sensible une température de 110° ; et nous avons déjà dit que ceux qui sont hydratés perdent alors leur eau de cristallisation. Chauffés sur une lame de platine, ils se boursouflent, répandent l'odeur de la corne brûlée, s'enflamment et laissent un léger résidu d'oxyde ferrique. En solution, ils présentent d'après Preyer une faible réaction acide et se décomposent à des températures beaucoup plus basses. A la température ordinaire, l'oxyhémoglobine subit déjà un commencement d'altération et prend une teinte de plus en plus foncée ; plus la solution est concentrée, moins elle est stable ; lorsqu'elle est très étendue on peut la porter à 70° sans qu'elle se coagule ; mais au bout de quelques minutes le liquide se trouble et fournit un coagulum d'albumine coloré en brun par de l'hématine.

L'oxyhémoglobine se dissout sans décomposition immédiate dans les alcalis ou les carbonates alcalins très étendus ; ces solutés paraissent moins altérables que les solutions aqueuses, cependant au bout de quelques jours, même à la température de 0°, la décomposition se produit.

Le carbonate de potasse en poudre ajouté à une solution d'oxyhémoglobine précipite sans altération la matière colorante pourvu qu'on opère à basse température. Il en est de même de l'alcool ; le précipité brunit bientôt et perd sa solubilité.

L'éther, l'alcool, le chloroforme, la benzine, le sulfure de carbone, l'alcool amylique, les essences et les huiles ne dissolvent pas l'oxyhémoglobine ; les solutions aqueuses de sels neutres, de glycérine, d'albumine, la bile, l'urine la dissolvent facilement.

Les cristaux devenus insolubles au contact de l'alcool peuvent être décolorés, sans perdre leur forme, lorsqu'on les traite par de l'alcool étendu alcalinisé par un peu d'ammoniaque ; l'eau de chlore produit le même phénomène, ainsi que l'acide acétique qui gonfle en même temps les cristaux. Struve, qui a fait connaître ces faits (1), admet qu'on obtient ainsi de la globuline cristallisée ; mais il est plus probable que les cristaux protéiques ainsi obtenus représentent simplement des pseudomorphoses.

(1) Struve. Deutsch. chem. Gesells., 1881, p. 930.

L'acétate neutre de plomb et le sous-acétate ne précipitent pas les solutions d'oxyhémoglobine; le nitrate d'argent ne les trouble qu'au bout d'un certain temps ; le cyanure mercurique ne les altère pas. La plupart des autres sels métalliques, surtout ceux qui sont dissociables par l'eau, les précipitent en décomposant la matière colorante.

Les acides minéraux libres et les sels acides décomposent immédiatement l'oxyhémoglobine en formant dans sa solution un précipité de matière albuminoïde coloré en brun par de l'hématine ; les acides acétique, oxalique, tartrique, orthophosphorique ne donnent pas de précipité, mais amènent lentement le même dédoublement.

Il en est de même des alcalis concentrés qui opèrent aussi la décomposition en albumine et hématine, seulement ces deux matières restent en dissolution en donnant une liqueur d'un rouge brun foncé. Avec l'ammoniaque, on obtient un liquide rouge groseille qui ne s'altère que lentement.

On admet sans preuve directe et par la comparaison des formules que nous citerons dans le chapitre suivant, que 100 grammes d'oxyhémoglobine fournissent 4 gr. 70 d'hématine, et environ 95 grammes de globuline. D'après Hoppe-Seyler, ce dédoublement serait toujours précédé de la formation de méthémoglobine.

L'action du vide, un courant d'hydrogène barbotant dans une solution d'oxyhémoglobine, tous les réactifs réducteurs employés en solution neutre ou légèrement alcaline, enlèvent à l'oxyhémoglobine l'oxygène faiblement combiné et la transforment en *hémoglobine ;* tels sont : le sulfhydrate d'ammoniaque, le tartrate stanneux ammoniacal, le stannite de soude, le tartrate ferreux, l'hydrosulfite de soude, la levûre de bière. L'hydrogène sulfuré agit d'une façon différente : il enlève bien une partie de l'oxygène de l'oxyhémoglobine, mais il la transforme en un dérivé sulfuré, soluble dans l'eau en rouge sale, qui paraît être une thiométhémoglobine dont l'étude n'a pas encore été faite.

Cette action des gaz inertes demontre que l'oxyhémoglobine est un corps dissociable. Worms-Muller avait trouvé en 1870, qu'à la température de + 12°, elle possède une tension de dissociation égale à 20 millimètres de mercure. G. Hüfner, qui a repris tout récemment la question, fixe à 25 millimètres de mercure la tension de dissociation de l'oxyhémoglobine dissoute dans l'eau, à la température de + 35°. Il en résulte que si la tension de l'oxygène dans le milieu ambiant tombe au-dessous de ce chiffre, l'oxyhémoglobine perd graduellement son gaz.

Dans le vide et à la température de + 40°, cette matière colorante ne perd cependant pas tout l'oxygène faiblement combiné qu'elle renferme; 100 grammes en dégagent, d'après les observations de Hoppe-Seyler, depuis 79 jusqu'à 168 centimètres cubes, suivant la rapidité avec laquelle on opère; une portion se fixe dans la molécule en donnant naissance à une combinaison plus stable, la méthémoglobine, dont la proportion est d'autant plus forte que l'extraction du gaz est plus lente.

L'eau chaude, les acides minéraux ou organiques augmentent le déficit d'oxygène libre, qui atteint son maximum lorsque la quantité d'acide devient suffisante pour dédoubler entièrement l'oxyhémoglobine en albuminoïde et en hématine; cette dernière substance retient alors la totalité de l'oxygène.

L'oxyhémoglobine n'est pas seulement décomposable par un courant d'hydrogène ou un abaissement de pression; certains gaz jouissent de la propriété de déplacer son oxygène en restant fixés dans la molécule. Ce fait curieux, observé pour la première fois par Cl. Bernard, avec l'oxyde de carbone, sera étudié en détail dans le paragraphe suivant relatif à l'hémoglobine.

Lorsqu'on laisse tomber sur une feuille de papier imprégnée de teinture de gaïac une goutte de sang dilué, celle-ci s'entoure d'une zone bleue ; de même le globule sanguin ajouté à un mélange d'essence de térébenthine ancienne et de teinture de gaïac, détermine le bleuissement de la liqueur. Ces réactions appartiennent à la matière colorante du sang qui fonctionne alors comme agent de transport de l'oxygène actif. Binz a remarqué que cette action est entravée par la présence d'une petite quantité de sulfate de quinine (1).

HÉMOGLOBINE (Hémoglobine réduite). — Si l'on admet l'existence de plusieurs variétés d'oxyhémoglobine, il faut logiquement accepter qu'à chacun de ces corps doit correspondre une hémoglobine qui n'en diffère que par la proportion d'oxygène que la première de ces substances est capable d'abandonner sous l'influence des agents réducteurs.

Ces hémoglobines n'ont pu, jusqu'à ce jour, être distinguées les unes des autres par la raison que leur préparation est extrêmement délicate, et qu'on ne peut les manier et les conserver que dans une atmosphère totalement dépourvue d'oxygène ; il en résulte que leurs propriétés physiques sont encore peu connues.

L'hémoglobine existe dans le sang veineux où elle est toujours accompagnée d'une proportion variable d'oxyhémoglobine. Nous avons déjà signalé les conditions dans lesquelles elle se forme aux dépens de celle-ci, sous l'influence du vide, des réducteurs et des ferments; on l'obtient donc facilement en dissolution lorsqu'on traite un soluté d'oxyhémoglobine par l'hydrosulfite de soude,

(1) Binz. Jahresb. Thierch., 1871, p. 76.

par exemple, dont l'action réductrice est instantanée ; ou encore en abandonnant des globules sanguins, délayés dans l'eau, dans un tube scellé que l'on maintient à une température de 35 à 40°. Au bout de 48 heures, l'oxygène faiblement fixé de l'oxyhémoglobine et le gaz libre qui existait dans le tube ont été consommés par les bactéries qui s'y sont développées ; la solution a pris une teinte brune et possède les caractères optiques de l'hémoglobine.

En général, l'hémoglobine est plus soluble que l'oxyhémoglobine correspondante ; aussi l'a-t-on pendant longtemps considérée comme incristallisable. Les premiers cristaux d'hémoglobine ont été préparés par Hüfner, dans les circonstances suivantes.

Ce chimiste ayant abandonné pendant deux mois, à la température de l'été, du sang humain étendu d'une petite quantité d'eau et renfermé dans des vases parfaitement clos, observa que les parois et les pointes des tubes qui n'étaient pas recouvertes de liquide se trouvaient tapissées de beaux cristaux dont la longueur atteignait un millimètre. Ces cristaux se présentaient sous forme de rectangles ou de rhombes, souvent accolés en groupes ; par transmission ils offraient la bande d'absorption unique propre à l'hémoglobine.

Plus récemment, Nencki et Sieber (1) ont préparé l'hémoglobine du sang de cheval par le procédé que nous allons décrire.

On dissout dans une quantité suffisante d'eau tiède des cristaux bien purs d'oxyhémoglobine de cheval, on ajoute à la solution quelques centimètres cubes de sang en putréfaction et on l'introduit dans un flacon dont le bouchon en caoutchouc porte deux tubes de verre. On balaye complètement l'air par un courant continu d'hydrogène ; les deux tubes sont ensuite fermés à la lampe pendant le pas-

(1) Nencki et Sieber. Venose Hämoglobinkrystalle. Berichte der deutsch. chem. Gessels., 1886, p. 128.

sage du courant gazeux. On abandonne le flacon pendant une quinzaine de jours à une température de 20 à 25°. Au bout de ce temps, les dernières traces d'oxygène sont absorbées par les bactéries et la solution, qui ne renferme plus que de l'hémoglobine, possède une belle couleur d'un rouge violet. On la refroidit à 0°, on glisse sur la pointe de l'un des tubes de verre un tube de caoutchouc dont l'autre bout plonge dans de l'alcool absolu refroidi. On chauffe ensuite légèrement le flacon, puis on brise la pointe dans le tube en caoutchouc et on fait passer dans le flacon, en le refroidissant et l'échauffant alternativement, assez d'alcool pour que la solution en contienne environ 25 pour 100. Le tube de caoutchouc est ensuite fermé au moyen d'une pince et d'un bouchon de verre; la solution, maintenue pendant 24 heures à une température de — 5°, laisse déposer des cristaux d'hémoglobine veineuse sous forme de belles tables et de prismes brillants.

En examinant rapidement les cristaux à 0° dans les eaux-mères, ils apparaissent pour la plupart au microscope en tables à six côtés, et plusieurs atteignent 2 ou 3 millimètres.

Au microspectroscope chaque cristal ne donne que l'unique raie de l'hémoglobine réduite. Les cristaux prismatiques possèdent la double réfraction. Les grandes tables sont d'un beau rouge violet, les plus petites et les plus minces paraissent vertes par transparence. Ces cristaux sont extrêmement sensibles à la chaleur et à l'oxygène ; ils se liquéfient rapidement à la température ordinaire et perdent à l'air leur coloration violette en donnant au spectroscope les deux raies de l'oxyhémoglobine. Ils ne sont pas altérés par l'alcool absolu, du moins en ce qui concerne leur forme.

Si, dans leur préparation, on a fait intervenir l'alcool de trop bonne heure, c'est-à-dire avant l'absorption complète de l'oxygène par les bactéries, on est sûr de trouver des cristaux d'hémoglobine artérielle à côté de ceux de l'hémoglobine veineuse.

Nencki et Sieber font remarquer qu'ils ont toujours obtenu l'oxyhémoglobine de cheval en longs prismes à quatre faces, tandis que l'hémoglobine veineuse s'est toujours montrée en tables minces à six côtés ; ils espèrent étendre leur mode de préparation à d'autres espèces de sang et déterminer directement le volume d'oxygène absorbé par l'hémoglobine lors de sa transformation en oxyhémoglobine.

Propriétés de l'hémoglobine. — Il résulte du travail précédent que l'hémoglobine peut être préparée à l'état cristallin, malgré l'ancienne assertion de Hoppe-Seyler qui n'avait obtenu que des résidus amorphes en évaporant ses solutions dans le vide. Celles-ci sont dichroïques, plus foncées que les solutés d'oxyhémoglobine. Leurs propriétés optiques sont caractéristiques.

En effet, l'hémoglobine, sous une épaisseur suffisante, absorbe tout le spectre, sauf le rouge ; la dilution fait apparaître d'abord le vert, puis l'obscurité recule du côté du violet. Entre le vert et le rouge, c'est-à-dire entre les deux raies D et E, persiste une large bande dont le milieu se trouve à peu près exactement entre les deux bandes d'absorption de l'oxyhémoglobine ; c'est la bande de Stokes. Ajoutons que cette bande disparaît plus rapidement que les bandes α et β de l'oxyhémoglobine lorsqu'on augmente la dilution, ce qui permet de reconnaître au spectroscope la présence simultanée des deux corps,

L'hémoglobine résiste énergiquement à la putréfaction et présente à ce point de vue une stabilité remarquable. On doit à Hoppe-Seyler des expériences intéressantes sur ce sujet. Lorsqu'on enferme avec des corps en putréfaction une solution d'oxyhémoglobine, on la voit bientôt prendre une teinte vineuse; si l'on examine le liquide en le faisant glisser le long des parois du vase, on s'aperçoit au moyen du spectroscope que les raies de l'oxyhémoglobine ont été remplacées par la bande unique de l'hémoglobine, et cette bande persiste pendant plus d'une année. Le procédé de Nencki et Sieber n'est donc qu'une application de cette observation de Hoppe-Seyler.

D'autre part, comme l'hémoglobine peut facilement absorber l'oxygène et reproduire l'oxyhémoglobine, il en résulte que le sang légèrement putréfié conserve néanmoins sa capacité respiratoire et qu'une solution titrée d'hémoglobine oxydée étant enfermée en tubes scellés se transforme en hémoglobine imputrescible qu'il suffit d'agiter au contact de l'air pour régénérer la solution primitive dont on n'a plus qu'à vérifier le titre par évaporation.

L'hémoglobine résiste également à l'action de la lumière solaire et à celle du ferment pancréatique. Elle constitue peut-être le meilleur réactif de l'oxygène et de l'oxyde de carbone, car elle absorbe avidement ces deux gaz. Hoppe-Seyler, au moyen d'un appareil spécial qui permet d'opérer complètement à l'abri de l'air, affirme avoir reconnu 1/500e d'oxygène dans un mélange gazeux. 100 grammes d'hémoglobine fixent à très peu près 160 centimètres cubes de l'un ou l'autre de ces gaz.

L'hémoglobine absorbe aussi l'acétylène, l'acide cyanhydrique et le bioxyde d'azote pour donner naissance à des composés dont nous parlerons tout à l'heure.

Elle n'est pas altérée par l'éther ni par le chloroforme, le chlorure mercurique la précipite en donnant un dépôt coloré en gris rouge sale ; le nitrate d'argent donne une liqueur brune qui laisse déposer de l'argent métallique, même dans l'obscurité. En opérant à l'abri de l'air, les acides la dédoublent immédiatement en matière albuminoïde et en *hémochromogène*, composé rouge pourpre qui représente de l'hématine réduite. Ce nouveau corps n'est pas plus stable que l'hémoglobine dont il dérive, il donne immédiatement de l'hématine au contact de l'oxygène, et se dédouble lorsqu'on le laisse au contact des acides énergiques en engendrant un sel ferreux et de l'*hématoporphyrine*. L'alcool chaud et les alcalis effectuent également le dédoublement de l'hémoglobine en donnant un albuminoïde et de l'hémochromogène.

Arrêtons nous un instant sur ce point et comparons ces décompositions de l'hémoglobine et de l'oxyhémoglobine sous l'influence des acides et des alcalis.

L'oxyhémoglobine se décompose en matière albuminoïde et hématine.

L'hémoglobine se décompose en matière albuminoïde et hémochromogène.

Or, l'hémoglobine fixe de l'oxygène pour former de l'oxyhémoglobine, et l'hémochromogène absorbe également de l'oxygène pour donner de l'hématine. C'est donc l'hémochromogène qui représente le noyau vraiment actif de la matière colorante du sang ; c'est sur lui que doit se fixer l'oxygène faiblement combiné. Du reste, il paraît être identique dans toutes les variétés d'hémoglobine ainsi que tendent à le prouver non seulement l'invariabilité des spectres d'absorption, mais encore les mesures spectrophotométriques précises qui ont été effectuées récemment dans les diverses régions de ces mêmes spectres. Les recherches faites à ce sujet par Vierordt, Hüfner, V. Noorden, Branly peuvent être résumées en quelques mots : quelle que soit l'origine du sang, le quotient des rapports d'absorption dans deux régions spectrales déterminées est invariable ; ce qui démontre que l'on se trouve en présence d'une matière colorante unique.

Combinaisons de l'hémoglobine avec les corps gazeux. — L'hémoglobine qui fixe si facilement l'oxygène peut également se combiner à différents gaz, et la connaissance de ces composés a jeté un jour inattendu sur le mécanisme de l'empoisonnement par certains fluides aériformes. On connaît, en effet, des combinaisons de l'hémoglobine avec l'oxyde de carbone, le bioxyde d'azote, l'acétylène et l'acide cyanhydrique.

1° *Hémoglobine oxycarbonée.* L'action de l'oxyde de carbone sur les globules sanguins a été découverte en 1855 par Cl. Bernard, qui reconnut que ce gaz peut se substituer à l'oxygène de l'oxyhémoglobine volume à volume. Dybkowski et Hüfner ont utilisé cette observation de notre grand physiologiste pour déterminer le volume de l'oxygène faiblement fixé dans l'oxyhémoglobine. 100 grammes d'hémoglobine fixent ainsi 159 centimètres cubes d'oxyde de carbone d'après Hüfner, 175 cc. d'après Preyer.

On obtient l'hémoglobine oxycarbonée à l'état cristallin en faisant passer dans une solution de sang ou d'oxyhémoglobine maintenue à 0°, un courant continu d'oxyde de carbone. Après saturation on ajoute un quart de volume d'alcool, on agite et on abandonne la liqueur dans un réfrigérant pendant 24 heures environ. Il se fait un abondant dépôt de cristaux colorés en rouge bleuâtre ayant la même forme que l'oxyhémoglobine ; ils sont moins solubles que ceux de cette dernière combinaison. Leur solution possède une couleur rouge teintée de bleu, et montre au spectroscope deux bandes d'absorption situées entre les raies D et E, plus rapprochées de E que celles de l'oxyhémoglobine ; mais ce qui distingue surtout les deux images spectrales, c'est que celle de l'hémoglobine oxycarbonique résiste aux réducteurs qui font immédiatement apparaître avec l'oxyhémoglobine la bande unique de l'hémoglobine (bande de Stokes).

L'hémoglobine oxycarbonée résiste également à l'action des ferments putrides et du ferment pancréatique; ses deux bandes d'absorption persistent dans le sang putréfié pendant des mois et même des années (Hoppe-Seyler). Ce caractère possède une grande importance au point de vue toxicologique.

Malgré la stabilité que nous venons de signaler, cette combinaison est cependant dissociable, comme le prouvent les expériences concordantes de Donders, Zuntz, Gamgée et Podolinski (1). Un courant très prolongé de gaz neutre, hydrogène ou oxygène, ou l'action du vide aidée d'une température de 60°, permettent de chasser la totalité du gaz combiné.

Les oxydants neutres donnent avec l'hémoglobine oxycarbonée une matière semblable à la méthémoglobine; les agents réducteurs régénèrent de cette nouvelle combinaison la CO hémoglobine.

2° *Hémoglobine oxyazotique.* — Hermann a préparé la combinaison de l'hémoglobine avec le bioxyde d'azote en faisant agir sur ce gaz une solution ammoniacale d'oxyhémoglobine, ou en traitant à l'abri de l'air l'hémoglobine oxycarbonée, par un courant de bioxyde d'azote. L'oxyde de carbone est chassé par le bioxyde et les cristaux obtenus sont isomorphes avec ceux des autres combinaisons gazeuses. Le spectre d'absorption de l'AzO-hémoglobine a la plus grande analogie avec celui de l'hémoglobine oxycarbonée et résiste également aux réducteurs.

Liebreich et Bistrow ont décrit une hémoglobine *acétylénique* dont l'existence est discutable. On peut en dire autant de l'hémoglobine *cyanhydrique* de Hoppe-Seyler. Le fait le plus important à retenir de l'histoire de ces divers composés de l'hémoglobine est le suivant : l'oxygène

(1) Pflüger's Archiv., 1872, t. V, p. 20 et 584, t. VI, p. 553.

l'oxyde de carbone et le bioxyde d'azote se remplacent molécule à molécule en fournissant des corps cristallisables dont l'ordre de stabilité est celui-ci : l'oxyhémoglobine est décomposée par l'oxyde de carbone pour donner naissance à l'hémoglobine oxycarbonée, dans laquelle le bioxyde d'azote déplace à son tour l'oxyde de carbone. Toutes ces combinaisons sont du reste dissociables et l'oxygène en excès peut les ramener à l'état d'oxyhémoglobine.

Méthémoglobine. — Hoppe-Seyler a désigné sous ce nom un dérivé de l'hémoglobine qui se forme dans un grand nombre de circonstances et en particulier par l'action des oxydants neutres sur ce corps ou sur l'oxyhémoglobine, et qui, par sa teneur en oxygène, paraît être intermédiaire entre l'hémoglobine et l'oxyhémoglobine. Cette nouvelle substance est surtout caractérisée par ce fait, que l'oxygène y est entré en combinaison stable, car le vide et les gaz inertes ne parviennent plus à l'éliminer. Les réactifs de réduction la transforment très facilement en hémoglobine, de sorte qu'on peut passer aisément de l'une à l'autre de ces trois substances.

La nature chimique de la méthémoglobine n'est pas encore très bien connue. Gamgée, Jäderholm et Sorby la considérent comme un peroxyde d'hémoglobine ; mais cette opinion ne paraît pas conciliable avec le mode de formation de la méthémoglobine aux dépens de l'oxyhémoglobine sous l'influence d'une lame de palladium chargée d'hydrogène, c'est-à-dire par une action réductrice. En acceptant l'opinion de Hoppe-Seyler qui l'envisage comme un corps moins oxygéné que l'oxyhémoglobine, on peut supposer que le fer à l'état de ferrosum dans l'hémoglobine est passé à l'état de combinaison ferrique dans la méthémoglobine.

Quoi qu'il en soit, nous allons indiquer rapidement les

conditions de sa formation et les propriétés qui permettent de la distinguer des substances voisines.

La méthémoglobine se forme par l'action des corps oxydants sur l'oxyhémoglobine dans tous les cas où une décomposition plus profonde n'est pas provoquée par la présence des acides ; la solution primitivement rouge prend une teinte jaunâtre ou brune. L'ozone, le permanganate de potasse, l'hypochlorite, le chlorate, le nitrite de potassium, le nitrite d'amyle, l'iodure iodé, le ferricyanure de potassium, en solution neutre ou très faiblement alcaline, transforment en quelques instants l'hémoglobine ou l'oxyhémoglobine en méthémoglobine. Dans le cas où l'on opère avec l'hémoglobine, la transformation est directe ; c'est-à-dire qu'on n'observe jamais d'oxyhémoglobine comme terme de passage.

Elle se forme également : dans la dissociation de l'oxyhémoglobine par le vide, dans l'action de la chaleur sur les solutions étendues de la même substance, au commencement de la putréfaction de l'oxyhémoglobine, ou lorsqu'on abandonne quelque temps ses solutions dans l'alcool affaibli ; en faisant agir sur l'oxyhémoglobine des solutions étendues de pyrogallol, d'hydroquinone et de pyrocatéchine, etc.

On l'a trouvée dans le liquide de certains kystes, dans le sang après l'inhalation du nitrite d'amyle ou intoxication par le chlorate de potasse.

La méthémoglobine est soluble dans l'eau, insoluble dans l'alcool et l'éther ; elle est, en général, amorphe. Cependant Hüfner et Otto, en ajoutant de l'alcool à une dissolution d'oxyhémoglobine de porc et en maintenant le mélange dans un appareil réfrigérant, ont obtenu, au bout de plusieurs jours, de fines aiguilles brunes qui offraient tous les caractères de la méthémoglobine (1).

(1) Zeitschrift phys. chem., t. VII, p. 65.

La méthémoglobine ne perd pas d'oxygène dans le vide ; les acides et les alcalis la dédoublent en matière albuminoïde et en hématine, même en opérant à l'abri de l'oxygène, ce qui prouve qu'elle est plus oxygénée que l'hémoglobine. Nous avons déjà signalé l'action des réducteurs qui la ramènent à l'état d'hémoglobine.

En solution aqueuse, elle possède une réaction légèrement acide et possède au spectroscope les caractères suivants :

On observe une bande obscure très nette dans le rouge entre C et D ; à partir de D, tout le spectre est sombre, mais par la dilution on voit apparaître une bande très peu foncée entre D et E, tout près de D ; puis un peu en avant de E l'intensité lumineuse commence de nouveau à décroître et atteint avant F un minimum qui limite une large bande très foncée. Enfin, vers la raie F on observe une faible éclaircie bleue, les radiations indigo et violettes étant totalement absorbées.

En somme, ce spectre de la méthémoglobine en solution acide se rapproche beaucoup de celui de l'hématine en solution acide.

Lorsqu'on ajoute une petite quantité de potasse de façon à alcaliniser la solution qu'on examine, le spectre de la méthémoglobine prend un aspect différent :

La bande dans le rouge disparaît et on observe trois bandes : l'une très pâle avant la lettre D et deux autres situées entre D et E, à peu près dans la même situation que les bandes α et β de l'oxyhémoglobine.

Parahémoglobine. — Nencki et Sieber (1) donnent ce nom à la modification insoluble de l'oxyhémoglobine qu se forme lorsqu'on laisse longtemps les cristaux de cette substance en contact avec l'alcool concentré.

(1) Nencki et Sieber. Berichte, etc, 1884.

Cette modification, observée pour la première fois par Reichert, avait été obtenue également par Kunde, et étudiée par Struve en 1881.

Nencki et Sieber l'envisagent comme un isomère ou un polymère de l'oxyhémoglobine et trouvent que ses cristaux possèdent la double réfraction.

Hoppe-Seyler (1) repousse les conclusions des auteurs précédents : pour lui, ce corps représente un produit de coagulation de l'oxyhémoglobine, ne possède pas la double réfraction et présente exactement la forme de l'oxyhémoglobine cristallisée; les prétendus cristaux de parahémoglobine sont des pseudomorphoses.

Recherche et dosage de l'hémoglobine. — La recherche du sang frais dans un liquide pathologique ou sur une tache quelconque peut être exécutée en se basant sur les propriétés optiques de l'hémoglobine oxydée ou réduite. Le spectroscope, avec la disposition que lui a donné récemment de Thierry, devient un instrument d'une sensibilité extraordinaire (2). Quand l'examen doit porter sur des taches anciennes, on s'efforce d'obtenir les cristaux de Teichmann que nous décrirons sous le nom d'hémine ou chlorhydrate d'hématine dans le chapitre qui suit; autant que possible, il est utile de réunir les deux méthodes qui donnent alors une certitude absolue.

Nous ne pouvons entrer ici dans les détails que comporterait un sujet si important, et au lieu d'essayer d'en donner un résumé forcément imparfait, nous préférons renvoyer aux travaux originaux de Vitali, Schiff, Selmi, Gunning, Struve, Berg, etc. (3).

(1) Hoppe-Seyler. Zeitschrift für physiol. chem., t. X, p. 331, 1886.

(2) De Thierry. Journ. de Pharm. et de Chim., 1884, t. XII, p. 133.

(3) Zeitsch. Anal. chem., 1871, p. 508; 1872, p. 9.
Jahresb. Thierch., 1873, p. 79.
Gazz. chim. Ital., 1880, t. X, p. 213 et 261.

Nous en dirons autant du dosage de l'hémoglobine qui peut être effectué soit par des procédés chimiques, soit par des procédés optiques.

Les premières de ces méthodes comprennent :

1° Le dosage de l'hémoglobine par la quantité de fer trouvée dans les cendres.

2° Le dosage par la quantité d'hématine formée.

3° Le dosage par la quantité de l'oxygène ou de l'oxyde de carbone absorbé, ou par la quantité d'oxygène facilement combiné (procédés de Claude Bernard, Gréhant, Schutzenberger et Quinquaud, etc.)

4° Le dosage par le chlore (méthode de Quinquaud).

De leur côté les méthodes optiques sont encore plus nombreuses et peuvent être partagées en deux catégories :

1° Procédés colorimétriques (Hoppe-Seyler, Worms Muller, Jolyet et Laffont, Bizzorero, Preyer, Lesser, Walker, Hayem, Quincke, Malassez, Mantegazza.)

2° Procédés spectrophotométriques (Vierodt, Hüfner, Branly).

Pour la description et la discussion de ces méthodes nous ne pouvons mieux faire que de renvoyer à la thèse de Lambling que nous avons déjà citée.

CHAPITRE II.

PRODUITS DE DÉDOUBLEMENT DE L'OXYHÉMOGLOBINE ET DE L'HÉMOGLOBINE.

Hématine. — Le nom d'hématine a été donné par Berzélius à la matière colorante extraite du sang avec l'intervention des acides ; Chevreul, ayant donné le même nom au principe colorant du bois de campèche qu'il avait isolé, proposa de remplacer le terme d'hématine par celui d'*hématosine* qui fût accepté par Le Canu, auquel on doit les premiers travaux importants sur cette matière.

Nous savons aujourd'hui qu'elle ne constitue pas la matière colorante du sang comme on l'a cru pendant longtemps, mais qu'elle doit être envisagée comme un produit de dédoublement de l'oxyhémoglobine.

On la rencontre quelquefois, mais rarement, dans le canal intestinal où elle se forme par l'action du suc gastrique sur du sang extravasé, ou à la suite d'une abondante ingestion d'aliments renfermant du sang; on a également constaté sa présence dans l'urine des personnes empoisonnées par l'hydrogène arsénié.

On l'obtient presque toujours au moyen des cristaux que Teichmann a désignés sous le nom d'*hémine* et qui doivent être envisagés d'après Hoppe-Seyler comme du chlorhydrate d'hématine. Cette opinion a été généralement acceptée jusqu'à ces derniers temps, c'est-à-dire jusqu'à l'apparition d'un important travail de Nencki et de Sieber sur lequel nous croyons devoir insister, car il jette un nouveau jour sur les relations étroites qu'on avait toujours soupçonné devoir exister entre l'hématine et les matières colorantes de la bile et de l'urine.

Pour ne pas préjuger cette question encore controversée, nous rapporterons d'abord les travaux classiques de Hoppe-Seyler et de Cazeneuve, et nous les ferons suivre des faits nouveaux découverts par Nencki et Sieber.

Hoppe-Seyler conseille d'opérer comme il suit pour se procurer une grande quantité d'hématine pure.

Le sang défibriné est coagulé par l'addition de trois à quatre volumes d'alcool; le coagulum est recueilli, pressé, broyé et tamisé. On le met alors digérer au bain-marie avec de l'alcool faiblement acidulé par l'acide sur urique, onfiltre et l'on traite une seconde fois le résidu par l'alcool acidulé. Les liqueurs, réunies et chauffées au bain-marie sont additionnées de $\frac{1}{10}$ de leur volume d'eau et d'une quantité de sel marin à peine suffisante pour changer l'acide sulfurique en sulfate sodique; au bout d'une heure au moins de séjour au bain-marie bouillant, la liqueur est abandonnée au refroidissement, puis les cristaux de chlorhydrate d'hématine qui se sont déposés sont lavés à l'eau, à l'alcool et à l'éther. Finalement ils sont dissous dans la potasse trés étendue et l'hématine est précipitée par l'acide sulfurique faible et lavée à l'eau, puis séchée.

Parmi les différents procédés indiqués par Cazeneuve, le suivant paraît le plus pratique.

Le sang est coagulé par la chaleur après avoir été additionné de son poids de sulfate de soude en cristaux; dès que la coagulation est achevée, on jette le magma sur une toile, on l'exprime modérément et on le triture dans un mortier avec de l'alcool contenant une petite quantité d'acide oxalique. L'épuisement se fait rapidement et la teinture alcoolique tient en dissolution l'hématine que l'on précipite par l'ammoniaque.

Le précipité est lavé successsivement à l'éther, à l'eau aiguisée d'acide acétique, à l'eau bouillante, et finalement à l'alcool.

Plus récemment Schalfejew (1) a indiqué le procédé suivant qui permet d'obtenir 5 grammes de chlorhydrate d'hématine avec 1 litre de sang défibriné.

Ce dernier est additionné de quatre volumes d'acide acétique glacial chauffé à 80°. Quand la température du mélange est descendue à 55°, on le rechauffe de nouveau jusqu'à 80°. Par le refroidissement les cristaux commencent à se former, mais on ne décante la liqueur qu'après

(1) Berichte, 1886, p. 232.

un repos de 12 heures. On jette les cristaux et le reste du liquide dans un grand cylindre et on les lave avec cinq ou six volumes d'eau que l'on renouvelle plusieurs fois. On finit le lavage sur un filtre, d'abord avec de l'eau, puis avec de l'alcool et enfin avec de l'éther; les cristaux appartiennent au système triclinique.

L'hématine préparée par les méthodes de Hoppe-Seyler ou de Cazeneuve constitue une poudre noire avec reflets métalliques. Frottée sur de la porcelaine, elle laisse une trace brune; elle peut être chauffée à 180° sans décomposition; à une température plus élevée, elle dégage de l'acide cyanhydrique, se charbonne et brûle à l'air sans se boursoufler en laissant 12,60 0/0 d'oxyde ferrique pur.

Entièrement insoluble dans l'eau, l'alcool, l'éther et le chloroforme, elle se dissout bien dans l'alcool chargé d'acides ou d'alcalis, comme Le Canu l'a fait remarquer le premier; elle est également soluble dans les solutions aqueuses étendues d'alcalis ou d'ammoniaque. Les solutions alcalines sont rouges en couches épaisses, vertes en couches minces, lorsqu'on les regarde par transparence; les sels de chaux et de baryte les précipitent en brun; elles sont rapidement décolorées par le chlore et le permanganate de potasse.

L'hématine a donné en moyenne à l'analyse :

	Hoppe-Seyler.	Cazeneuve.
	—	—
C.......	64,30	64,18
H.......	5,50	5,67
Az......	9,20	9,03
Fe......	8,83	8,74

D'après l'analyse du dérivé barytique et du chlorhydrate d'hématine, Hoppe-Seyler a proposé pour la formule de l'hématine $C^{68}H^{70}Az^{8}Fe^{2}O^{10}$, et pour celle de son chlorhydrate $C^{68}H^{70}Az^{8}Fe^{2}O^{10}2HCl$.

Le dérivé barytique, obtenu en précipitant une solution ammoniacale d'hématine par de l'eau de baryte serait représenté par $C^{68}H^{68}BaAz^{8}Fe^{2}O^{10}$.

Action des réactifs sur l'hématine. — La distillation sèche de l'hématine fournit en particulier de l'acide cyanhydrique et du pyrrol $C^{4}H^{5}Az$.

Les alcalis concentrés sont presque sans action sur elle ; d'après Cazeneuve, il faut employer la potasse fondante pour en dégager de l'ammoniaque.

Les réducteurs alcalins, sulfure d'ammonium et hydrosulfite de soude la transforment en *hemo-chromogène ou hématine réduite.*

Chauffée au bain-marie avec de l'étain et de l'acide chlorhydrique, elle perd d'abord son fer pour donner de *l'hématoporphyrine*, puis finalement une substance jaune que Hoppe-Seyler croit identique à *l'urobiline.*

L'acide sulfurique concentré dissout l'hématine lentement à froid, plus rapidement à une douce chaleur sans dégager de gaz, en donnant du sulfate ferreux et une matière colorante dépourvue de fer à laquelle Hoppe-Seyler a donné le nom d'*hématoporphyrine.*

C'est une poudre très foncée, douée d'un bel éclat violet, peu soluble dans l'eau, plus facilement dans les acides et très aisément dans les alcalis. Hoppe-Seyler lui attribue la formule $C^{68}H^{74}Az^{8}O^{12}$ et explique sa formation par l'équation suivante :

$$C^{68}H^{70}Az^{8}O^{10}Fe^{2} + 4\,SO^{4}H^{2} + O^{2} = C^{68}H^{70}Az^{8}O^{10}(SO^{4}H^{2})^{2} + 2\,FeSO^{4} + 2\,H^{2}O.$$

Elle ne se produirait selon lui qu'en présence de l'oxygène ; car en vase clos, on n'obtient qu'une poudre qu'il désigne sous le nom *d'hématoline*, produit noir, insoluble dans la potasse, donnant à l'analyse des chiffres correspondant à la formule $C^{68}H^{78}Az^{8}O^{7}$.

L'acide chlorhydrique concentré, à 150° en vase clos

dédouble rapidement l'hématine en lui enlevant le fer et en donnant un mélange d'hématoporphyrine et d'hématoline (Cazeneuve).

En présence de l'alcool et de quelques acides, l'hématine donne naissance à des sels cristallisables; mais tous les acides ne paraissent pas en fournir. Les acides oxalique, tartrique, citrique, cyanhydrique et lactique ne peuvent en donner, d'après Cazeneuve, qui a pu préparer directement l'iodhydrate, le bromhydrate et le chlorhydrate.

Ce dernier présente seul un intérêt; il constitue les cristaux de Teichmann et on le désigne encore sous le nom d'*hémine*. Nous avons déjà vu comment on le préparait en grand pour servir à l'extraction de l'hématine. Indiquons maintenant comment on opère pour une préparation microscopique.

S'il s'agit d'une tache, on la dissout dans un peu d'eau distillée, on porte le liquide sur une lame de verre porte-objet et on l'évapore doucement; lorsque le résidu est bien sec, on ajoute deux ou trois grains très fins de chlorure de sodium et une goutte d'acide acétique cristallisable; on évapore doucement en évitant de laisser s'étendre la tache et on renouvelle deux ou trois fois l'addition de l'acide si l'examen microscopique ne décèle pas immédiatement les cristaux.

Lorsqu'ils sont formés, ils apparaissent sous l'aspect de petits prismes rhombiques colorés depuis le jaune rougeâtre jusqu'au brun sombre, selon leur épaisseur; leur longueur varie depuis 1 millième jusqu'à 10 millièmes de millimètre et même davantage; comme leur largeur change également, on a sous les yeux tantôt des parallélogrammes, tantôt des losanges isolés ou groupés en forme d'étoiles; ils sont insolubles dans l'eau, l'alcool, l'éther et la glycérine.

Les spectres d'absorption de l'hématine varient avec la

nature du milieu dissolvant : en solution acide, il ressemble énormément à celui de la méthémoglobine acide ; en solution alcaline, on ne trouve qu'une seule bande située dans la région de la lettre D, dont le centre correspond sensiblement à une longueur d'onde de 603 millionièmes de millimètre ; mais cette bande ne possède pas une position tout à fait invariable ; d'après Jäderhom, elle se déplace un peu vers le vert à mesure que l'alcalinité augmente.

Travaux de Nencki et Sieber (1). — Les faits annoncés par ces auteurs sont en contradiction avec les résultats obtenus par Hoppe-Seyler et Cazeneuve ; ils sont de nature à modifier l'idée que nous nous faisions de la constitution de l'hémine et, s'ils sont confirmés, établissent une relation étroite entre la formule de l'hématine et celle de la bilirubine ; comme ils n'ont pas encore été publiés en France, du moins à notre connaissance, nous croyons utile de les résumer ici.

Procédé de préparation de l'hémine. — Du sang frais défibriné est abandonné, avec une solution de chlorure de sodium pendant 48 heures, pour laisser déposer les globules ; ceux-ci sont mélangés par agitation avec 2 volumes d'alcool à 90 0/0 ; le coagulum est jeté sur un filtre, après 24 heures de contact, et on étale la matière sur du papier brouillard pour la faire sécher, on la pulvérise finement et on l'introduit dans un ballon par portion de 400 grammes, avec 1600 centimètres cubes d'alcool amylique pur ; ce ballon est chauffé au bain de sable ; aussitôt que l'ébullition se déclare, on ajoute 25 centimètres cubes d'acide chlorhydrique pur d'une densité de 1,12, on laisse réagir pendant 10 minutes et on filtre immédiatement.

La solution laisse déposer des cristaux rhombiques

(1) Nencki et Sieber. Berichte d. deutsch. chemisch. Gesells., 1884, p. 2267, 2275

d'hémine chlorée ; au bout de 24 heures on décante l'alcool amylique, le dépôt cristallin est agité avec de l'alcool à 90 0/0, jeté sur un filtre puis lavé avec soin à l'éther, à l'alcool et à l'eau. Finalement on fait digérer les cristaux avec de l'alcool absolu, puis on les dessèche jusqu'à poids constant, soit sur l'acide sulfurique, soit à une température de 105°.

Le lavage à l'alcool fait perdre beaucoup de matière, car on ne recueille guère que 1 gr. 50 à 3 grammes de cristaux purs en traitant 3 litres de sang.

Une notable quantité de cristaux d'hémine a été traitée par la lessive de soude faible en vue d'obtenir de l'hématine qui a été isolée par l'acide chlorhydrique, lavée à l'eau jusqu'à disparition de chlore, puis à l'alcool et enfin séchée à 110°. Les auteurs ont alors constaté que les cristaux d'hémine qu'ils avaient préparés par ce procédé renferment toujours dans leur molécule une quantité constante d'alcool amylique qui ne peut en être séparée ni par des lavages réitérés et prolongés à l'alcool et à l'éther, ni par dessiccation sur l'acide sulfurique ou à une température de 110°.

Leur composition n'a pas varié non plus en les faisant digérer au bain-marie avec de l'acide chlorhydrique faible ; mais en les dissolvant dans la lessive de soude étendue, on a pu séparer de l'alcool amylique qui a été caractérisé après distillation.

L'analyse des cristaux d'hémine desséchés à 110° ou sur l'acide sulfurique à donné les compositions centésimales suivantes :

	C	H	Cl	Fe	Az
Bétail....	62,73	5,69	5,29	8,95	8,99
	69,75	5,71	5,28	8,72	—
Cheval...	62,81	5,86	5,38	8,61	9.13
	62,90	5,98	5,30	8,96	—
Porc......	62,72	5,72	—	—	—
Homme....	—	—	5,22	8,96	—

L'analyse élémentaire de l'hématine préparée avec les cristaux d'hémine donne :

	C	H	Fe	Az
Bétail........	64,98	5,61	9,35	9,49
Cheval.....	64,90	5,62	9,29	9,34
	64,68	5,37	—	—
Porc.......	65,04	5,59	9,29	—
	65,13	5,55	9,31	—

Si l'on tient compte de la présence de l'alcool amylique dans la molécule d'hémine, on voit que la formule

$$(C^{32}H^{30}Az^4FeO^3.HCl)^4C^5H^{12}O$$

exige

$C = 63,09$; $H = 5,69$; $5,69$; $Cl = 5,59$; $Fe = 8,86$ et $Az = 8,86$.

Les auteurs admettent que lors de la dissolution des cristaux d'hémine dans les alcalis, il n'y a pas seulement séparation d'acide chlorhydrique et d'alcool amylique, mais encore fixation d'eau dans la molécule :

$$(C^{32}H^{30}Az^4FeO^3.HCl)^4\,C^5H^{12}O + 4\,NaOH$$
$$= 4\,C^{32}H^{32}Az^4FeO^4 + C^5H^{12}O + 4\,NaCl$$

Ils appellent hémine le corps représenté par la formule $C^{32}H^{30}Az^4FeO^3$, dont le chlorhydrate $C^{32}H^{30}Az^4FeO^3,HCl$ constitue les cristaux de Teichmann. La formule de l'hématine devient alors $C^{32}H^{32}Az^4FeO^4$.

Cazeneuve qui a donné la formule de l'hématine barytique en s'appuyant sur les travaux de Hoppe-Seyler, a trouvé dans ce corps 8,73 0/0 de fer et 9,85 0/0 de baryum. Or, la formule $C^{68}H^{68}Az^8Fe^2O^{10}Ba$ adoptée par Cazeneuve, demande 7,97 de fer et 9,75 0/0 de baryum tandis que la suivante $C^{32}H^{31}Az^4FeO^4)^2Ba$ exige 8,50 de fer et 10,38 de baryum, ce qui concorde davantage avec les nombres trouvés par Cazeneuve. Du reste, plus les cristaux d'hémine sont purs, plus ils renferment de chlore et de fer.

Dans l'hématine, Mulder n'a trouvé que 6,64 0/0 de fer ; Hoppe-Seyler 8,82 0/0, tandis que notre moyenne est de 9,30 0/0.

La facilité de combinaison de l'hémine avec des substances neutres pour former des corps doubles permet donc de supposer que ce corps cristallisé peut avoir des compositions différentes selon le mode de préparation que l'on aura suivi.

Action de l'acide sulfurique concentré sur l'hémine et l'hématine. — On sait que l'acide sulfurique concentré enlève le fer à l'hématine et que, d'après Hoppe-Seyler, la réaction s'effectue sans dégagement gazeux, mais avec absorption d'oxygène en donnant naissance à de l'hématoporphyrine. Déduction faites des cendres et des traces d'acide sulfurique, ce nouveau corps renfermerait

$$\begin{aligned} C &= 68{,}42 \\ H &= 6{,}07 \\ Az &= 9{,}58 \\ O &= 15{,}93 \text{ pour } 0/0. \end{aligned}$$

et aurait pour formule, d'après Hoppe-Seyler :

$$C^{68}H^{74}Az^{8}O^{12}$$

Cet auteur à cherché à expliquer sa reproduction par l'équation

$$\begin{aligned} & C^{68}H^{70}Az^{8}O^{10}Fe^{2} + 4\,SO^{4}H^{2} + O^{2} \\ = \; & C^{68}H^{70}Az^{8}O^{10}\,(SO^{4}H^{2})^{2} + 2\,FeSO^{4} + 2\,H^{2}O \end{aligned}$$

et il admet que la combinaison sulfurique est transformée par l'addition d'un excès d'eau en

$$C^{68}H^{74}Az^{8}O^{12}.$$

D'après Nencki et Sieber la réaction serait bien plus simple et exprimée par

$$\underset{\text{Hématine.}}{C^{32}H^{32}Az^{4}O^{4}} + SO^{4}H^{2}\,Fe + O^{2}$$

$$= \underset{\text{Hématoporphyrine.}}{C^{32}H^{32}Az^{4}O^{5}} + SO^{4}Fe + H^{2}O.$$

L'hématine donne peu d'hématoporphyrine ; une partie est transformée en une matière noire insoluble dans les alcalis que Hoppe-Seyler a appelé hématoline. Aussi est-il plus avantageux d'employer les cristaux purs et secs d'hémine qui, triturés avec de l'acide sulfurique concentré, laissent dégager de l'acide chlorhydrique et se dissolvent entièrement. La solution filtrée sur du coton de verre laisse déposer un corps qui présente tous les caractères de l'hématoporphyrine de Hoppe-Seyler, mais renferme encore des traces de fer provenant d'une petite quantité d'hémine non décomposée, et des traces de sulfate. Purifié par dissolution dans la soude étendue, précipité de nouveau par l'acide chlorhydrique et lavé à l'eau jusqu'à disparition de chlore, ce corps séché à 110° a donné à l'analyse

C =	69,57	69,54	
H =	6,20	6,13	
Az =	9,67	9,83	10,17

tandis que la formule $C^{32}H^{32}Az^{4}O^{5}$ exige

C =	69,55
H =	5,80
Az =	10,14
O =	14,51

Hexahydrohématoporphyrine. — Cinq grammes d'hémine cristallisée ont été dissous dans un litre d'alcool à 90 0/0 puis traités par l'étain et 100 centim. cubes d'acide chlorhydrique pur. On porte à l'ébullition, sur un bain-marie, en faisant usage d'un appareil à reflux et continuant l'opération pendant 4 heures ; le liquide est filtré, on distille la moitié de l'alcool et on concentre au bain-marie jusqu'à réduction au tiers. Au bout d'une dizaine d'heures il se sépare une matière rouge-brun, qui n'est pas nettement cristallisée ; le dépôt augmente par addition d'eau ; il est insoluble dans l'ammoniaque et les alcalis fixes, peu soluble dans l'acide chlorhydrique faible, très soluble dans l'alcool auquel il communique une coloration rouge-brun. Convenablement purifié, ce corps a fourni une poudre rouge-foncé tirant sur le vert; déduction faite d'une trace de cendres, il a donné à l'analyse.

			Calculé pour $C^{32}H^{38}Az^4O^5$.
C =	68,18	68,52	68.61
H =	6,91	7,14	6,81
Az =	9,91	—	10,03

Le mode de formation serait donné par l'équation

$$C^{32}H^{30}Az^4O^3Fe.HCl + 2H^2O + HCl + H^2$$
$$= C^{32}H^{38}Az^4O^5 + FeCl^2.$$

Ce composé traité à l'ébullition par la potasse alcoolique donne un produit très soluble dans les alcalis étendus et possédant les mêmes caractères que l'urobiline.

Un corps semblable prend également naissance lorsqu'on traite une solution alcoolique d'hémine par l'étain et l'acide chlorhydrique de concentration ordinaire; la théorie indique:

$$C^{32}H^{30}Az^4FeO^3.HCl + 4H^2O + HCl =$$
$$= \underset{\text{Urobiline.}}{C^{32}H^{40}Az^4O^7} + FeCl^2.$$

Mais ce corps est difficile à obtenir exempt de cendres.

Enfin Nencki et Sieber ont noté que par une ébullition prolongée avec l'étain et l'acide chlorhydrique, la solution d'hémine s'est complètement décolorée en donnant naissance à des produits volatils possédant l'odeur caractéristique de la pyridine; et que, contrairement aux observations de Leyer et Köller, l'hématine ne donne pas de leucine ni de tyrosine lorsqu'on la décompose par l'acide sulfurique étendu ou par la potasse fondante.

Si nous voulions résumer en quelques lignes les conclusions qui se dégagent du travail de Nencki et de Sieber, nous pourrions dire: 1° que les cristaux de Teichmann ne doivent plus être considérés comme un chlorhydrate d'hématine, mais qu'ils répondent plutôt à un éther chlorhydrique de ce corps, un atôme de chlore s'étant substitué à un hydroxyle dans la molécule de l'hématine ; 2° que la bilirubine et l'hématine de Nencki et Sieber renferment le même nombre d'atômes de carbone et présentent la relation très simple :

$$\underset{\text{Hématine.}}{C^{32}H^{32}Az^{4}O^{4}Fe} + 2H^{2}O - Fe = \underset{\text{Blirubine.}}{C^{32}H^{36}Az^{4}O^{6}}$$

Hoppe-Seyler a critiqué le travail précédent dans le *Zeitschrift für physiologische Chemie*, t. X, p. 331 (mai 1886).

HÉMOCHROMOGÈNE. — L'oxyhémoglobine se dédouble par les acides ou les alcalis en albuminoïde et en hématine ; l'hémoglobine dans les mêmes conditions et à l'abri de l'oxygène, donne un albuminoïde et de l'hémochromogène.

Stokes a découvert ce corps en faisant réagir les réducteurs alcalins sur l'hématine ; de là, le nom d'hématine réduite qu'on lui donne aussi ; ces deux matières sont identiques ; elles s'oxydent à l'air en fournissant de l'hématine ordinaire et sont douées des mêmes propriétés optiques.

L'hémochromogène ne peut être examiné qu'en vase clos ; on ne connait que les réactions de ses solutions et leurs caractères spectraux.

Pour obtenir une solution de ce corps, Hoppe-Seyler introduit dans un appareil à deux boules, d'un côté une solution aqueuse d'hémoglobine, de l'autre de l'alcool acidulé ; on fait passer dans l'appareil un courant d'hydrogène pour chasser tout l'air qu'il renferme, puis on ferme à la lampe et on mélange les liquides. La liqueur prend une teinte pourpre et il se forme un précipité rouge qui se décolore lorsqu'on chauffe; cette solution acide d'hémochromogène absorbe une notable proportion des radiations jaunes et vertes, mais ne donne pas de bandes d'absorption proprement dites.

Si l'on remplace, lors de sa formation, l'alcool acidulé par de l'alcool additionné d'alcali les mêmes phénomènes se reproduisent à celà près que le précipité ne se décolore pas et que la solution pourpre donne un spectre tout à fait caractéristique. On y distingue deux bandes d'absorption; la première située entre D et E est remarquable par son intensité et ne disparaît que par une très forte dilution; la seconde, beaucoup plus faible, est placée entre E et b.

On obtient également l'hémochromogène en réduisant l'hématine en solution alcaline par le sulfhydrate d'ammoniaque, les tartrates stannoso ou ferroso-potassiques, l'hydrosulfite de sodium neutre, etc.

Lorsqu'on met dans l'alcool, pour les conserver, les préparations anatomiques imprégnées de sang, on les voit se colorer en brun à la surface par suite de la formation d'hématine, car ils possèdent en général une réaction acide. Mais cette coloration brune ne se produit pas à l'intérieur, sinon pour de petites préparations; dans les couches profondes, on trouve au bout de quelques jours une coloration rosée ou rouge pourpre qui peut persister de longs mois; elle est due à la formation d'hémochromogène, comme Hoppe-Seyler a pu s'en assurer au moyen de l'examen spectroscopique; elle disparaît à l'air ou dans l'alcool frais.

Nous avons déjà eu l'occasion de signaler qu'en présence des acides concentrés, l'hémochromogène perd son fer, à l'état de sel ferreux, et se convertit en hématoporphyrine.

CHAPITRE III.

MATIÈRES COLORANTES DÉRIVÉES DE L'HÉMATINE.

Nous réunissons dans ce chapitre toutes les matières qui paraissent dériver de la matière colorante du sang ou, plus exactement, de l'hématine ; elles se rencontrent principalement dans l'urine ; la bile et les calculs biliaires ; nous y avons ajouté les pigments bleus, noirs, etc., de l'urine, bien qu'ils n'aient pas la même origine, afin de ne pas séparer leur étude de celle des matières colorantes normales.

Hématoidine. — On trouve dans les anciens foyers hémorrhagiques des cristaux microscopiques très nets formés le plus souvent de prismes obliques à base rhombe et colorés en beau rouge. Décrits et figurés successivement par Everard Home (1830), Robitanski (1842), Schérer (1843), Lebert (1845), Zwieky (1846), ils ont été désignés en 1847, par Virchow, sous le nom d'hématoïdine.

Ces cristaux sont insolubles dans l'eau, la glycérine, les essences et l'acide acétique ; l'ammoniaque les dissout rapidement en prenant une teinte rouge amarante qui passe ensuite au jaune safrané, puis au brun ; ils sont également solubles, quoique plus difficilement, dans la potasse et la soude caustiques ; l'acide chlorhydrique les dissout faiblement en donnant une liqueur jaune ; l'acide azotique, beaucoup plus facilement, en dégageant des bulles gazeuses et formant un soluté d'un rouge foncé.

Tels sont les caractères attribués par Robin aux cristaux qu'il a analysés en commun avec M. Riche (1), ces

(1) Société de biologie, 1885.

cristaux ne renfermaient pas de fer et ont donné à l'analyse

C =	65,050	65,852
H =	6,370	6,465
Az =	—	10,505
O =	18,088	17,178

qui correspondent à la formule $C^{15}H^{18}Az^2O^3$.

D'autre part, Holm et Stœdeler admettent que les cristaux d'hématoïdine sont identiques avec le corps qu'ils ont retiré des corps jaunes de l'ovaire de la vache, substance qu'on désigne communément sous le nom de lutéine ; Hoppe-Seyler et un grand nombre d'autres savants, parmi lesquels Jaffé et Salkowski, soutiennent que l'hématoïdine n'est autre chose que de la bilirubine, sans apporter cependant à l'appui de leur affirmation des preuves bien convaincantes.

En présence de ces contradictions, on est en droit de supposer que les substances désignées sous le nom d'hématoïdine ne sont pas constituées par un seul et même corps ; mais, on peut affirmer sans crainte, d'après les circonstances et le lieu de sa formation, que l'hématoïdine se rattache intimement à l'hématine ; d'autre part, sa composition élémentaire la rapproche singulièrement des matières colorantes biliaires et en particulier de la bilirubine.

Matières colorantes biliaires. — La bile fraîche de l'homme et des animaux supérieurs renferme environ 1 pour 100 de deux principes colorants désignés sous les noms de *bilirubine* et de *biliverdine* ; celle que l'on recueille sur le cadavre, et les calculs biliaires qui ont longtemps séjourné dans la vésicule, renferment en outre deux autres pigments, la *bilifuscine* et la *biliprasine*. Tous ces corps peuvent être envisagés comme les dérivés de la bilirubine qui paraît être la matière colorante primitive.

Or la bilirubine provient très probablement de l'hématine. Nous avons déjà indiqué l'opinion de Hoppe-Seyler qui identifie la bilirubine et l'hématoïdine; Fréricbs, Kühne, Hermann ont prouvé que tous les agents qui provoquent une destruction rapide des globules sanguins font apparaître les matières colorantes biliaires dans l'urine. Un autre argument qui a bien son importance et qui vient aussi à l'appui de cette opinion est le suivant : chez les animaux inférieurs dépourvus d'hémoglobine on ne trouve jamais de pigments biliaires.

En outre, la matière colorante jaune de l'urine a été fabriquée artificiellement soit avec l'hématine, soit avec la bilirubine; cette transformation établit donc un lien chimique très net entre les deux dernières substances. En admettant la formule de l'hématine proposée par Nencki et Sieber on peut poser l'équation suivante :

$$\underset{\text{Hématine.}}{C^{32}H^{32}Az^{4}FeO^{4}} + 2H^{2}O + O = \underset{\text{Bilirubine.}}{C^{32}H^{36}Az^{4}O^{6}} + FeO$$

Toutes les raisons précédentes doivent nous engager à considérer la bilirubine et ses dérivés comme provenant de la matière colorante du sang.

Bilirubine. — Le nom de bilirubine a été donné par Stœdeler au principe rouge de la bile facilement soluble dans le chloroforme. Avant lui, on avait désigné sous les noms de *biliphéine, choléféine, bilifulvine, cholépyrrhine*, des corps constitués par des mélanges en proportions variables de bilirubine et de biliverdine.

On extrait généralement la bilirubine des calculs biliaires qui la renferment presque toujours à l'état de combinaison calcique.

Stœdeler (1) a indiqué le mode opératoire suivant : les calculs sont réduits en poudre et épuisés successive-

(1) Stœdeler. Viert. d. nat. Gesell. In Zurich, t. VIII, 1862.

ment par l'éther, l'eau et l'acide chlorhydrique étendu. Le résidu bien lavé est traité ensuite par du chloroforme bouillant; on retire par distillation l'excès de véhicule et le résidu est repris par l'alcool absolu et l'éther qui laissent la bilirubine. Pour la purifier, on la redissout dans le chloroforme chaud et on la précipite par l'alcool sous forme d'une poudre orangée analogue au sulfure d'antimoine précipité.

Quand elle renferme un peu de cholestérine elle se dépose sous forme de prismes ou de tables rhomboïdales de dimensions plus considérables que lorsqu'on a affaire à un produit pur.

Tudichum (1) la prépare avec les calculs biliaires de bœuf qu'il pulvérise très finement, et lave à l'eau bouillante à plusieurs reprises. La poudre est bouillie avec de l'alcool fort qui enlève différentes matières et la cholestérine. Le résidu est mis à digérer avec de l'acide chlorhydrique froid, repris de nouveau par l'alcool et traité par l'éther. La poudre ainsi lavée est traitée par le chloroforme bouillant et on distille la liqueur rouge obtenue. Le résidu est jeté sur un filtre et lavé au chloroforme froid tant qu'il possède une couleur verte; les liqueurs de lavage sont concentrées dans un appareil distillatoire et étendues finalement d'alcool qui donne un précipité très divisé de bilirubine.

La bilirubine est entièrement insoluble dans l'eau, fort peu soluble dans l'éther et l'alcool; un peu plus dans la benzine, le sulfure de carbone, l'alcool amylique et la glycérine. Elle se dissout, à la température ordinaire, dans 586 parties de chloroforme ; le chloroforme bouillant la dissout beaucoup mieux; toutes ses solutions étendues sont jaunes ; un 1/500 000 de substance présente encore une coloration jaune appararente.

(1) Tudichum. Journ. Prakt. Chem., t. CIV, p. 193.

Tudichum assigne à la bilirubine la formule $C^9H^9Az^2O^2$: Stœdeler indique $C^{16}H^{18}Az^2O^3$ et Maly préfère la formule $C^{32}H^{36}Az^4O^6$ qui est maintenant généralement adoptée.

La bilirubine s'oxyde facilement soit à l'air, soit sous l'influence de l'acide azotique, du permanganate de potasse ou du bioxyde de plomb, le premier terme d'oxydation est représenté par la biliverdine qui se forme, suivant Maly, d'après l'équation.

$$\underset{\text{Bilirubine.}}{C^{32}H^{36}Az^4O^6} + O^2 = \underset{\text{Biliverdine.}}{C^{32}H^{36}Az^4O^8}$$

Par son oxydation définitive sous l'influence de l'acide azotique, elle donne la cholételine de Gmelin qui a pour formule $C^{32}H^{36}Az^4O^{12}$ (Maly).

La biliburine se dissout facilement dans les alcalis et se combine aux bases en donnant des composés qui ont été surtout étudiés par Tudichum (1). Maly a décrit des dérivés bromés de couleur bleue, verte ou violette, dont la composition a conduit l'auteur à adopter la formule citée plus haut (2).

L'acide sulfurique concentré dissout la bilirubine en prenant une couleur brune. En versant cette solution dans l'eau on obtient des flocons d'un vert foncé qui disparaissent dans l'alcool en donnant naissance à une magnifique coloration violette.

L'acide chlorhydrique concentré transforme à chaud la bilirubine en composés bruns mal définis. L'amalgame de sodium et le chlorure stanneux la transforment en hydrobilirubine $C^{32}H^{44}Az^4O^7$.

Biliverdine. — Cette substance existe toute formée dans la bile ; elle colore en vert les bords du placenta de la chienne, d'où on peut la retirer par un traitement à

(1) Tudichum. Bull. de la Soc. chim., t. X, p. 498.
(2) Maly. Bul. de la Soc. chim , t. XXVII, p. 87.

l'alcool éthéré; le liquide distillé laisse un résidu que l'on reprend par l'alcool froid, lequel enlève la biliverdine.

Stœdeler représente la composition de la biliverdine par la formule $C^{16}H^{20}Az^{2}O^{5}$ et admet qu'elle se forme par hydratation et oxydation simultanée de la bilirubine : $C^{16}H^{18}Az^{2}O^{3} + H^{2}O + O = C^{16}H^{20}Az^{2}O^{5}$.

Maly la représente comme un simple terme d'oxydation, $C^{32}H^{36}Az^{4}O^{6} + O^{2} = C^{32}H^{36}Az^{4}O^{8}$; tandis que, suivant Tudichum, la bilirubine en s'oxydant donne naissance à un volume d'acide carbonique égal au volume d'oxygène absorbé, de sorte qu'on aurait : $C^{9}H^{9}AzO^{2} + O^{2} = C^{8}H^{9}AzO^{2}$ (biliverdine) $+ CO^{2}$.

Stœdeler prépare la biliverdine au moyen de la bilirubine en abandonnant les solutions alcalines de ce corps au contact de l'air dans des vases très larges, précipitant par l'acide chlorhydrique, lavant à l'eau et reprenant par l'alcool.

Maly l'obtient en chauffant au bain-marie, en tubes scellés pleins d'air, une solution de bilirubine dans le chloroforme, en présence d'acide acétique cristallisable ; ou plus simplement encore en ajoutant peu à peu du bioxyde de plomb à une solution alcaline de bilirubine, jusqu'à ce que la liqueur commence à précipiter en vert après addition d'un acide. On sature alors le tout par de l'acide acétique ajouté en léger excès. Il se précipite une combinaison plombique de biliverdine que l'on décompose par une solution alcoolique d'acide sulfurique. La biliverdine passe dans l'alcool et peut-être précipitée par l'eau (1).

La biliverdine est une poudre verte, presque noire, insoluble dans l'eau, l'éther, le chloroforme, le sulfure de carbone, la benzine; peu soluble dans l'alcool amylique ;

(1) Maly. Ann der chem. u. Pharm., t. CLXXV, p 76.

soluble dans l'acide acétique cristallisable qui la laisse déposer par évaporation lente en tables rhomboïdales vertes, modifiées sur les angles. Elle est très soluble dans l'alcool fort, lorsqu'elle vient d'être précipitée, en donnant une solution vert pâle avec fluorescence rouge; cette fluorescence disparaît et la couleur verte est avivée lorsqu'on acidule la liqueur. Les acides sulfurique et chlorhydrique la dissolvent en vert, et l'abandonnent par addition d'eau.

La biliverdine se dissout également dans les alcalis étendus et précipite par l'addition de sels de chaux, de baryte, de plomb. Dissoute dans l'ammoniaque étendue, elle est transformée par l'oxyde d'argent humide en une matière pourpre soluble dans l'alcool, la *bilipurpine*, qui se transforme lorsqu'on prolonge l'action du réactif en un corps jaunâtre, la *biliflavine*.

Maly et Tudichum ont préparé des dérivés bromés de la biliverdine, mais les faits qu'ils ont publiés sont loin de concorder. D'après le premier de ces auteurs, une solution chloroformique de biliverdine traitée par le brôme fournit un composé $C^{32}H^{33}Br^{3}Az^{4}O^{6}$, insoluble dans le chloroforme, mais entièrement soluble dans l'alcool en développant une superbe coloration bleue.

L'amalgame de sodium et le mélange d'acide chlorhydrique et d'étain transforment également la biliverdine en hydrobilirubine. Même en ménageant l'action des réducteurs, on n'a pas réussi à convertir la biliverdine en bilirubine.

Bilifuscine. — Ce corps accompagne presque toujours les deux substances précédentes dans les calculs biliaires, mais il n'y existe qu'en petite quantité. On peut l'extraire, dans la préparation de la bilirubine d'après le procédé de Stœdeler, du résidu laissé par la distillation du chloroforme; ce résidu est repris comme on l'a vu par de l'alcool absolu qui laisse la bilirubine, tandis que la bilifuscine entre en solution dans ce véhicule ; on évapore la solution alcoolique jusqu'à siccité et l'on traite par l'éther absolu, afin d'éliminer une certaine quantité de corps gras. Pour purifier la bilifuscine, on lave à plusieurs reprises avec du chloroforme, et on dissout finalement dans l'alcool absolu, qui par évaporation laisse la bilifuscine sous forme d'une substance noire, friable, brillante, donnant par pulvérisation une poudre brune.

Elle est à peu près insoluble dans l'eau et l'éther, peu soluble dans le chloroforme froid, très soluble dans l'alcool qui se colore en brun ; les alcalis la dissolvent en produisant des liquides rouge-brunâtres ; l'acide chlorhydrique l'en précipite sous forme de flocons foncés. Le chlorure de calcium ajouté à sa solution ammoniacale donne un précipité brun qui constitue une combinaison de chaux avec le pigment. Abandonnée à l'air en présence d'un alcali, elle se transforme en une matière noire (Bilihumine).

Stœdeler, qui attribue à la bilirubine la formule $C^{16}H^{18}Az^{2}O^{3}$, représente la bilifuscine par $C^{16}H^{20}Az^{2}O^{4}$ qui ne diffère de la précédente que par $H^{2}O$.

Biliprasine. — Pour isoler ce corps des calculs biliaires, on traite la matière insoluble qui a été épuisée par le chloroforme bouillant, par de l'alcool qui se colore en vert en dissolvant la biliprasine.

Stœdeler la décrit comme une matière foncée donnant une poudre verte ; elle est insoluble dans l'eau, l'éther et le chloroforme ; sa dissolution alcoolique verte passe au brun sous l'influence des alcalis ; les acides la régénèrent sous forme de flocons verts. Stœdeler représente la biliprasine par la formule $C^{16}H^{22}Az^{2}O^{6}$, qui diffère de celle de la biliverdine par $H^{2}O$.

Réactions générales des matières colorantes biliaires. — Les divers pigments biliaires que nous venons de décrire présentent des caractères communs que nous allons exposer et que l'on a souvent l'occasion d'appliquer pour la recherche de ces matières dans les urines ictériques.

1° Ils sont précipités de leurs solutions par le sulfate d'ammoniaque, ainsi que l'a reconnu Méhu en 1878 (1), ce qui permet de les isoler en opérant comme il suit : L'urine est acidulée en ajoutant environ 1 centimètre cube d'acide sulfurique par litre de liquide, puis on la sature de sulfate d'ammoniaque ; les pigments biliaires se séparent et sont recueillis sur un petit filtre ; on les lave avec une solution aqueuse de sulfate d'ammoniaque ; ils peuvent être caractérisés directement sur un fragment du filtre au moyen de la réaction suivante ;

2° Ils donnent tous la réaction de Gmelin, que l'on peut produire de diverses manières.

Dans un verre conique on verse de l'acide azotique contenant des vapeurs nitreuses, puis on fait glisser le long des parois le liquide dans lequel on recherche les pigments. Au bout de quelques instants, on observe au contact de l'acide une série de couches colorées de haut en bas en *vert*, *bleu*, *violet*, *rouge* et *jaune* qui disparaissent en laissant une couleur jaune orange ; l'observation n'est concluante que si l'on a constaté la couche verte et la couche violette.

On obtient le même résultat en substituant de l'eau bromée à l'acide azotique ; l'acide iodique et l'acide chlorique donnent les mêmes résultats. Une goutte d'acide nitrique ordinaire étalée sur le filtre qui a servi à recueillir les pigments d'après le procédé de Méhu, produit peu à peu

(1) Méhu. Journal de pharm. et de chimie, 4e série, t. XXVIII, p. 159.

les colorations caractéristiques de la réaction Gmelin. Masset (1) ajoute à 2 ou 3 centim. cubes d'urine 2 gouttes d'acide sulfurique concentré, puis un cristal d'azotite alcalin; le pigment manifeste bientôt sa présence par la coloration verte qui s'étend peu à peu à toute la masse du liquide.

3° Les pigments biliaires donnent tous comme terme final d'oxydation, sous l'influence de l'acide azotique, la *cholétéline* de Gmelin que Maly représente par la formule $C^{32}H^{36}Az^{4}O^{12}$.

Capranica, en ajoutant peu à peu du brome à une solution de bilirubine dans le chloroforme ou dans l'éther, a pu étudier au spectroscope les couleurs verte, bleue, violette et jaune qui se succèdent dans la réaction de Gmelin. Verte : pas de bande d'absorption. Bleue : une bande dans le rouge. Violette : une bande dans le rouge, une autre dans l'indigo. Jaune : une bande dans l'indigo (2).

Matières colorantes de l'urine. — L'urine de l'homme et des mammifères possède normalement une couleur qui varie du jaune clair au jaune foncé et au brun pâle, mais qui n'est peut-être pas due à un principe colorant unique.

A la suite de circonstances accidentelles ou pathologiques, cette teinte passe au rouge, au brun foncé, et il n'est pas très rare de rencontrer des urines qui présentent manifestement une apparence bleue ou violette et desquelles on peut isoler des pigments bleu et rouge.

Bien que la plupart de ces substances soient encore imparfaitement connues et mal définies, nous résumerons ce qui a été publié à leur sujet.

(1) Masset. Journal de pharm. d'Anvers.
(2) Capranica. Archives italiennes de biologie, 1882, t. I, p. 84.

Urochrôme. — Thudicum (1) a donné ce nom à une matière jaune qu'on obtient de la façon suivante : on ajoute à l'urine fraîche de l'acétate de baryte, puis de l'eau de baryte jusqu'à réaction alcaline; on filtre au bout de vingt-quatre heures et on additionne la liqueur claire d'acétate de plomb ammoniacal tant qu'il se fait un précipité. Celui-ci est lavé puis traité par l'acide sulfurique étendu dont l'excès est ensuite neutralisé par du carbonate de baryte; on filtre de nouveau et l'on dirige dans la liqueur un courant d'acide carbonique qui met l'urochrôme en liberté. On le purifie en le précipitant par l'acétate mercurique, puis on décompose le produit mercuriel par l'hydrogène sulfuré : par évaporation, l'urochrôme se dépose sous forme de croûtes jaunes amorphes.

L'urochrôme est soluble dans l'eau; difficilement soluble dans l'alcool, plus aisément dans l'éther; sa solution acidulée rougit à l'air, puis laisse déposer des flocons bruns que Thudicum désigne sous le nom d'*uromélanine.* La plupart des auteurs contemporains considèrent l'urochrome de Thudicum comme un produit d'altération de la matière colorante normale de l'urine; d'autres le croient formé en grande partie par le corps que Jaffé a décrit en 1871 sous le nom d'urobiline et que Méhu avait déjà retiré d'une urine dite hémaphéique, sans lui donner de nom propre (Chimie médicale, 1871, page 206).

Urobiline de Jaffé (2). — Le professeur de Kœnigsberg verse dans l'urine un grand excès d'ammoniaque, jette la liqueur sur un filtre et ajoute du chlorure de zinc tant qu'il se fait trouble. Le précipité lavé à l'eau chaude jusqu'à ce qu'il ne contienne plus de chlorure, est épuisé

(1) Thudicum. The Harting's Prize essay, 1852.
(2) Jaffé. Archiv. für die Ges. Physiolog., 1871, p. 497.

par l'alcool chaud, séché à basse température, puis traité par l'ammoniaque ; la solution alcaline est additionnée d'acétate de plomb. Il se forme un précipité rouge qui est lavé à l'eau froide, séché et finalement décomposé par de l'alcool aiguisé d'acide sulfurique ; la liqueur filtrée et évaporée donne l'urobiline à l'état de pureté.

C'est une substance d'un rouge foncé, incristallisable, soluble dans l'eau et l'alcool. Ces solutions possèdent la couleur de l'urine normale. En liqueur acide l'urobiline est fluorescente et donne une bande d'absorption placée entre les raies b et F de Frauenhofer. Cette bande pâlit par l'addition d'ammoniaque et reparaît de nouveau quand on ajoute à la solution ammoniacale une ou deux gouttes de solution concentrée de chlorure de zinc. La solution zincée ammoniacale possède une couleur rose et une belle fluorescence verte.

Hydrobilirubine de Maly. — Ce corps, qui paraît être identique avec le précédent, d'après les travaux de Jaffé et de Stokvis, a été préparé par Maly en réduisant la bilirubine et la biliverdine par l'amalgame de sodium ; il a été obtenu également par Hoppe-Seyler en faisant réagir l'acide chlorhydrique et l'étain sur l'hématine, et par Liebermann en partant de la choléléline (1).

Sa formation à partir de la bilirubine peut être exprimée par l'équation

$$\underset{\text{Bilirubine.}}{C^{32}H^{36}Az^4O^6} + H^2O + H^2 = \underset{\text{Hydrobilirubine.}}{C^{32}H^{40}Az^4O^7}$$

L'hydrobilirubine est soluble dans l'alcool, l'éther, les hydrocarbures, le chloroforme, l'acide acétique et l'acide sulfurique ; l'eau la précipite de ses solutions alcoolique et sulfurique ; elle est très soluble dans les alcalis éten-

(1) Liebermann. Rev. des sc. med., juillet 1876.

dus et ses combinaisons avec la chaux, la baryte, la potasse et l'ammoniaque sont également très solubles dans l'eau.

Ses solutions neutres sont précipitées par les sels de zinc; le dépôt rouge ou rouge-brun se dissout dans l'ammoniaque ; l'acétate de plomb, le sulfate de cuivre, le nitrate d'argent, l'alun, le sublimé corrosif et le chlorure de platine la précipitent.

Si l'on compare les propriétés assignées aux trois corps précédents, on pourra considérer comme établi que l'urochrome, l'urobiline et l'hydrobilirubine sont une seule et même substance à différents états de pureté. Elle représente très probablement *l'urosacine*, *l'urohématine, l'acide rosacé*, *l'acide rosacique* des anciens auteurs ; c'est elle qui donne à l'urine normale sa coloration jaune. Ajoutons toutefois que Jaffé, Disqué et d'autres auteurs admettent que l'urobiline n'existe toute formée que dans le dixième des urines normales ; dans la plupart des cas, le liquide urinaire ne renfermerait qu'une substance particulière, incolore (urochromogène), ne donnant aucune raie au spectroscope, mais fournissant de l'urobiline par oxydation à l'air.

Comme les pigments biliaires, l'urobiline peut être précipitée par le sulfate d'ammoniaque d'après la méthode générale de Méhu ; de même que l'acide urique, elle paraît être maintenue en solution par le phosphate de soude de l'urine, et l'addition d'acide acétique suffit pour en déterminer le dépôt partiel en même temps que celui de l'acide urique dont les cristaux sont alors fortement colorés.

Elle ne donne pas la réaction de Gmelin avec l'acide nitrique nitreux, et produit en solution alcaline une réduction marquée sur la liqueur de Barreswil ; les urines fortement colorées réduisent en effet ce réactif, mais elles ne le font plus quand on les a dépouillées de pigment.

Les urines dites *hémaphéiques* qui se colorent en bleu au contact de l'acide chlorhydrique, ne renferment pas de l'hémaphéine comme le pensait Franz Simon ; la réaction est due à la présence d'une forte proportion d'urobiline et se produit même en l'absence d'albumine et du corps particulier qui engendre l'indigotine dont nous parlons plus loin.

Pour séparer l'urobiline de pigments biliaires qui peuvent l'accompagner en cas d'ictère, on peut opérer comme il suit :

Les pigments sont précipités en bloc par le sulfate d'ammoniaque après légère acidulation par l'acide sulfurique, et on les recueille sur un filtre; on reprend ce léger résidu par l'eau faiblement ammoniacale qui contiendra surtout l'urobiline que l'on caractérisera par le chlorure de zinc et le spectroscope. Les autres pigments resteront presque totalement sur le filtre, on les dissoudra dans l'alcool et l'éther, puis les liquides seront évaporés. Sur les résidus parfaitement privés d'alcool et dissous dans une solution alcaline faible on fera agir l'acide azotique nitreux ou l'eau bromée pour obtenir la réaction de Gmelin (Méhu).

Pigments des urines bleues ou violettes. — Certaines urines, provenant en particulier de malades atteints de cancer ou d'affections du tube digestif, présentent une teinte bleue ou violette qui se fonce à mesure qu'elles se putréfient, et laissent déposer le pigment mélangé à du phosphate de chaux, du phosphate ammoniaco-magnésien et à divers éléments anatomiques.

Ces urines à reflet violacé étant agitées avec de l'éther ou du chloroforme cèdent à ces dissolvants une matière rosée, rouge ou rouge violacée, comme Méhu l'a signalé le premier en 1871 ; elles contiennent donc deux matières colorantes : l'une *bleue*, appelée *uroglaucine* par Heller en

1846 et reconnue pour de l'indigotine par Schunck ; l'autre *rouge*, plus soluble que la précédente dans les divers réactifs et qui a reçu le nom *d'urrhodine* (Heller) (1) et *d'indirubine* (Schunck) (2).

Indigotine. — Cette matière se trouve parfois dans les sédiments urinaires à l'état de cristaux bleus transparents s'ils sont minces, noirs et opaques s'ils sont épais ; ce sont des prismes droits allongés dont les extrémités sont fréquemment taillées en biseaux.

Tantôt ils sont libres, tantôt groupés en masses irrégulières, ou bien ils affectent la forme de longues aiguilles disposées comme des rayons à partir d'un point central.

Pour extraire l'indigotine des urines fraîches ou faire apparaître sa couleur, il suffit de porter à l'ébullition l'urine additionnée d'un dixième de son volume d'acide chlorhydrique fumant et d'une goutte d'acide azotique ; ou bien comme l'indique Jaffé (3), on ajoute à 10 centimètres cubes d'urine un volume égal d'acide chlorhydrique fumant et on verse goutte à goutte une solution saturée de chlorure de chaux.

On peut encore reconnaître la matière colorée en additionnant l'urine de son volume d'acide chlorhydrique et d'une petite quantité de chloroforme, puis on verse goutte à goutte la solution de chlorure de chaux ou une solution au 200e de permanganate de potasse. On agite ; le chloroforme, qui se sépare après un temps plus ou moins long, a pris une coloration violette.

L'indigotine retirée des urines bleues est à peine soluble dans l'alcool concentré qu'elle colore en bleu ; l'é-

(1) Heller's. Archiv. 1846, p. 21.
(2) Schunck. On the occurence of indigo in urine. Philosop, Magazine, t. X, 1855, p. 73 ; t. XIV, 1857, p. 288 ; t. XV, 1858. p. 29, 117, 183.
(3) Virchow's Archiv., 1877, t. LXX, p. 72.

ther et le chloroforme n'en dissolvent également que des traces. Les solutions alcooliques obtenues à chaud sont décolorées par le sulfhydrate d'ammoniaque par le chlore et les vapeurs nitreuses. Elle se dissout dans l'acide sulfurique concentré, surtout à l'aide d'une douce chaleur, en donnant une solution bleue décolorée également par le chlore et les vapeurs nitreuses; l'eau en réprécipite une matière bleue ; elle se dissout très facilement dans le phénol.

Tous ces caractères appartiennent également à l'indigotine retirée de l'indigo végétal.

Examinées au spectroscope, les solutions sulfuriques donnent une bande d'absorption entre les lignes C et D, laquelle s'étend au delà de D si la solution est plus concentrée.

Indirudine ou urrhodine. — La matière rouge qui accompagne toujours l'indigotine dans les urines violettes n'est pas soluble dans l'eau pure, mais elle se dissout dans l'eau ammoniacale, de sorte qu'elle se trouve en solution dans l'urine putréfiée; elle est au contraire soluble dans l'alcool, l'éther et le chloroforme ; ses solutions alcooliques rappellent les belles teintes de la fuchsine. Méhu n'a pas réussi à la faire cristalliser. Elle se dissout dans l'acide sulfurique sans le colorer, l'eau la reprécipite inaltérée de cette solution.

L'urrhodine est facilement absorbée par le noir animal ; les oxydants, le chlore et les hypochlorites alcalins, de même que les réducteurs (sulfhydrate d'ammoniaque), décolorent instantanément ses solutions.

Sa formule et sa constitution chimique n'ont pas encore été déterminées. Niggeler l'a retrouvée dans les urines après l'ingestion d'isatine, ce qui porte à croire qu'elle appartient également à la série indigotique.

Origine de ces pigments. — Les pigments colorés des urines bleues ou violettes n'apparaissent, comme on l'a vu plus haut, qu'à la suite de la fermentation ammoniacale ou sous l'influence de l'acide chlorhydrique en présence d'un corps oxydant; ils proviennent d'un dédoublement d'une substance incolore dont la nature a été longtemps méconnue.

On a cru d'abord avec Schunck que cette substance était identique avec l'indicane (uroxanthine de Heller), glucoside répandu dans les plantes qui fournissent l'indigo ; ce corps, en se dédoublant sous l'influence des acides minéraux, engendre un sucre particulier, l'indiglucine, de l'indigo bleu (indigotine) et de l'indigo rouge (urrhodine).

Mais cette théorie de Schunck n'a jamais été complètement vérifiée par les faits. Baumann et Méhu ont vainement recherché le sucre qui devait se produire par l'action des acides dilués sur la matière indigogène de l'urine.

Dès 1872, Jaffé ayant administré de l'indol à des chiens au moyen d'injections sous-cutanées, avait constaté que la quantité de matière colorable rejetée par l'urine augmentait proportionnellement à la dose employée. Il en avait conclu que l'indican provient de l'indol qui se produit dans l'intestin à la suite de la décomposition des matières albuminoïdes.

Baumann (1) prouva bientôt après que la matière indigogène de l'urine n'est pas un glucoside, mais un acide assez énergique qui s'y trouve à l'état de sel alcalin, et que cet acide peut être mis en liberté par l'acide oxalique et les acides minéraux.

Il réussit à isoler le sel de potasse de cet acide que l'on désigne sous le nom d'acide *indoxylsulfurique*. La composition de ce sel est exprimée par la formule $C^8H^6AzSO^4K$; traité par l'acide chlorhydrique étendu, il se

(1) Baumann. Archiv. für physiologie, t. XIII.

dédouble en sulfate acide de potassium et en indoxyle (isomère de l'oxindol), conformément à l'équation :

$$C^8H^6Az.SO^4K + H^2O = C^8H^6AzOH + SO^4HK.$$

L'indoxyle mis ainsi en liberté se sépare d'abord sous forme de gouttes oléagineuses qui ne tardent pas à se polymériser en donnant un corps solide soluble en rouge dans l'alcool, l'éther et le chloroforme.

L'indoxyle chauffé au contact de l'air, ou oxydé en solution acide par le chlorure ferrique, se transforme en indigotine ; ses solutions alcalines exposées à l'air laissent également déposer de l'indigo.

L'indoxyle représente un dérivé hydroxylé de l'indol C^8H^7Az ; jusqu'à ce jour, on n'a pas pu passer directement de l'un à l'autre. Les relations qui existent entre l'indol, l'indoxyle, l'indoxylsulfate de potasse et l'indigotine sont exprimées par les formules suivantes :

Indol : $C^6H^4 \left\langle \begin{matrix} CH \\ AzH \end{matrix} \right\rangle CH = C^8H^7Az.$

Indoxyle : $C^6H^4 \left\langle \begin{matrix} C(OH) \\ AzH \end{matrix} \right\rangle CH = C^8H^6AzOH.$

Indoxylsulfate de pot. : $SO^2 \left\langle \begin{matrix} O.\ C^8H^6Az \\ OK \end{matrix} \right. = C^8H^6AzSO^4K$

Indigotine : $2(C^8H^6AzOH) - H^4 = C^{16}H^{10}Az^2O^2$

Tout porte actuellement à croire que l'indol formé dans l'intestin est absorbé en partie, passe dans le sang où il est transformé en indoxyle, puis est rejeté par l'urine à l'état d'indoxylsulfate de potassium. Toutes les causes qui favorisent la production de l'indol ou qui tendent à prolonger le séjour de ce corps dans l'intestin doivent donc augmenter la proportion d'indigotine ; il en est effectivement ainsi d'une nourriture fortement azotée, des cas d'iléus ou de ligature de l'intestin, de constipation opiniâtre, et, en général, dans tous les troubles graves de l'appareil intestinal.

Un assez grand nombre d'autres pigments diversement colorés ont été signalés dans l'urine ; nous ne ferons que les citer, car leur étude trop incomplète ne permet pas d'affirmer qu'on a eu affaire à des corps bien définis.

Tels sont :

La *purpurine* de Golding Bird, qui n'est probablement que de l'urrhodine.

L'*uroérythrine* de Heller, qui accompagnerait l'urobiline, mais en différerait par son insolubilité dans l'alcool.

L'*urobrohématine* $C^{68}H^{94}Az^{9}F^{2}O^{26}$, et la *fuscohématine* $C^{68}H^{106}Az^{8}O^{26}$ trouvées par Baumstarck (1) dans l'urine d'un lépreux.

L'*urohématine* (2) de Harley, qui pourrait bien n'être que de l'*urobiline*.

L'*urométanine*, la *paramélanine*, l'*omicholine*, l'*acide omicholique* de Thudicum (3) produits mal définis qu'on voit apparaître dans l'urine dans les cas de cancer mélamique du foie.

Arrêtons-nous un instant sur le premier de ces corps, l'*urométanine*, que des expériences récentes de Brieger tendent à faire considérer comme un dérivé du scatol.

Ce dernier corps $C^{9}H^{9}Az$ est l'homologue supérieur de l'indol ; on le rencontre dans les excréments à côté de l'indol et du pyrrol $C^{4}H^{5}Az$. Or Brieger a démontré qu'après une injection de scatol il apparaît dans l'urine une matière noire, l'urométanine, que l'on peut extraire par l'alcool amylique. Elle prend naissance par l'oxydation d'un chromogène soluble également dans l'alcool amylique qu'il suffit d'agiter à l'air pour voir apparaître la matière

(1) Baumstarck. Berichte der deutsch. chem. Gesell., 1874, t. VII, p. 1170.
(2) Harley. The urini its dirangements. London, 1872.
(3) Thudicum. Journ. f. prakt. Chem., 1868, p. 257.

colorante. Celle-ci s'obtient en lames brillantes insolubles dans l'eau, les acides et les alcalis étendus. Elle est très peu soluble dans le chloroforme et l'éther, davantage dans l'alcool et surtout dans l'alcool amylique. Une solution de cette matière se décolore quaud on la fait bouillir avec de la soude caustique concentrée et de la poudre de zinc. Par distillation sèche, elle donne un liquide qui renferme beaucoup de pyrrol.

Dans quelques cas de mélanurie, la quantité de cette substance excrétée par jour s'élèverait à la dose de 5 à 6 grammes (1).

Zeller (2) a étudié les urines d'un homme atteint de sarcomes multiples de la peau, dans lesquelles l'eau bromée donnait un précipité abondant jaunâtre, amorphe, qui noircissait spontanément par le repos. Cette bromomélanine se présentait à l'état sec sous l'aspect d'une masse brillante, noire, que la trituration transformait en poudre brune; l'eau de brome ne donne rien de semblable avec l'urobiline, on obtient seulement un précipité jaune, qui ne noircit pas. Zeller croit que les matières colorantes de l'urine proviennent de deux sources différentes : de la matière colorante du sang, et des substances aromatiques développées dans l'intestin par la digestion des albuminoïdes.

Il est donc permis de supposer que l'urométanine se forme à la façon de l'indigotine, mais aux dépens de l'acide scatoxylsulfurique, que Brieger a retrouvé dans l'urine (3). Le mécanisme de cette transformation reste encore à déterminer.

(1) Flotz. Zeitsch. für phys., VIIJ, p. 85.
(2) Zeller. Archiv. für klin. chir., XXIX, p. 245.
(3) Brieger. Zeitsch. für physiol. chem., t. IV, p. 414.

CHAPITRE IV.

PIGMENTS DIVERS DONT L'ORIGINE CHIMIQUE EST INDÉTERMINÉE, (ANIMAUX VERTÉBRÉS.)

Nous avons jusqu'ici passé en revue les matière colorantes de l'économie animale qui sont formées aux dépens de l'hémoglobine ou de ses dérivés, et les rares pigments dont on connait à peu près sûrement l'origine. Les substances dont nous allons aborder l'étude sont moins bien connues ; rien ne fait encore supposer qu'elles doivent être rattachées aux précédentes et on n'aperçoit pas de relation chimique qui permette de les classer d'une façon rationnelle. Nous serons donc forcé de les décrire en les rapprochant par un seul de leurs caractères physiques, la couleur.

Ce chapitre sera exclusivement consacré aux pigments que l'on rencontre chez les animaux supérieurs.

LUTÉINE OU HÉMOLUTÉINE. — La coloration du beurre, de la plupart des graisses animales, des corpuscules jaunes ou rouges de l'ovaire de la vache, du jaune d'œuf, de certaines tumeurs ovariques et d'un grand nombre de liquides séreux, est attribuée à une matière colorante jaune que Holm (1) et Stœdeler (2) ont considérée, sans preuve suffisante, comme identique avec l'hématoïdine. Il est, du reste très probable que ces diverses matières ne renferment pas le même principe coloré, mais que leur teinte est due à des corps très voisins les uns des autres, que Krukenberg désigne sous le nom général de

(1) Holm. Chem. Centr., 1867, p. 712.
(2) Stœdeler. Chem. Cent., 1867, p. 715.

lipochrömes, et qui présentent un certain nombre de caractères communs : solubilité dans le chloroforme, le sulfure de carbone, l'éther, l'alcool, les matières grasses ; coloration jaune de la solution éthéro-alcoolique ; coloration rouge de la solution dans le sulfure de carbone ; coloration bleue passagère par l'acide azotique et les acides énergiques ; décoloration par la lumière solaire, etc.

Le spectre de ces corps est remarquable par l'éclat du rouge, du jaune et du vert, tandis que les parties les plus réfrangibles sont absorbées ; lorsqu'on étend la solution, trois bandes apparaissent dans le bleu, l'indigo et le violet, puis le spectre s'illumine en laissant finalement deux bandes, l'une vers F, l'autre entre F et G. Leur position n'est pas invariable et Tudichum (1) a noté de légères différences suivant la nature du dissolvant.

L'ovario-lutéine est préparée par Holm de la façon suivante :

Au moyen de ciseaux on sépare les parties jaunes (les plus jeunes) et les parties rouges (plus âgées) de l'ovaire de la vache, en les privant autant que possible du tissu environnant ; on les réduit en pulpe en les divisant avec de la poudre de verre, et cette pâte est laissée pendant quelques jours en contact avec du chloroforme. On obtient une solution d'un jaune d'or foncé qui abandonne par évaporation spontanée une masse cristalline souillée de cholestérine et de matières grasses. A la suite de traitements répétés à l'alcool absolu et à l'alcool éthéré, on parvient à isoler la lutéine en perdant néanmoins une certaine quantité de cette substance.

Piccolo et Lieben (2) dessèchent à l'air le corpus luteum, le divisent en petits fragments et l'épuisent avec de l'éther. Le résidu laissé par l'évaporation du dissol-

(1) Tudichum. Chem. Centr., 1869, p. 65.
(2) Piccolo et Lieben. Krit. Zeitsch., II, p. 645.

vant est mis à bouillir pendant plusieurs heures avec une lessive de potasse de façon à saponifier les graisses. Le savon traité par l'eau laisse déposer de petits cristaux très brillants de lutéine qu'on isole par le filtre.

Les cristaux de lutéine préparés avec l'ovaire de la vache présentent un aspect chatoyant et ressemblent assez aux cristaux d'acide chromique; ils sont constitués par des rhomboèdres très aigus, microscopiques, ou par des lamelles rhomboïdales extrêmement minces. Ces cristaux vus par réflexion sont d'un beau vert de cantharide, par transparence, ils sont rouges (Holm). D'après Tudichum, ils sont jaunes sous une faible épaisseur et rouges quand ils sont très développés ; en général, ils sont souillés d'une trace de matière grasse qu'il est difficile de leur enlever.

Ils sont insolubles dans l'eau, dans la solution aqueuse d'ammoniaque, dans les alcalis et les acides étendus.

L'alcool les dissout très facilement (Tudichum) ; Piccolo et Lieben, Holm les considèrent au contraire comme insolubles dans ce dissolvant, ce qui tient, peut-être, a la présence d'une certaine quantité de graisse dans les cristaux qu'ils avaient préparés.

Le sulfure de carbone dissout facilement la lutéine en produisant une solution d'un beau rouge, qui devient rouge orangé lorsqu'elle est très étendue.

Elle est aussi très soluble dans le chloroforme ; la liqueur est jaune d'or et ne change pas par agitation avec de l'ammoniaque.

La lutéine est notablement soluble dans l'eau de savon et se précipite par l'addition d'un acide.

L'acide acétique concentré la dissout en jaune, à chaud, mais non l'acide étendu ; l'ébullition avec l'acide acétique cristallisable la détruit (Piccolo et Lieben). L'acide sulfurique la colore en bleu et la dissout. L'acide nitrique nitreux la colore passagèrement en bleu clair, puis en jaune pâle; la solution dans l'acide acétique additionnée du même réactif prend d'abord une belle coloration bleue, puis se décolore.

Les solutions éthérées et chloroformiques ne se colorent plus par l'acide nitrique lorsqu'elles ont été préalablement additionnées d'alcool.

L'acétate mercurique précipite complètement ses solutions alcooliques en donnant un dépôt jaune; avec l'azotate mercureux le précipité jaune devient blanc par le repos ou par l'ébullition.

Les solutions alcalines ne l'altèrent pas, même à l'ébullition.

Stœdler a également retiré la lutéine du jaune d'œuf dans lequel Chevreul et Gobley avaient signalé deux matières colorantes, l'une jaune et l'autre rouge.

Il agite le jaune d'œuf frais avec de l'éther qui dissout le pigment et les matières grasses. L'évaporation les laisse sous forme d'une matière jaune qu'il saponifie avec de la lessive de soude; le savon est traité par l'éther qui abandonne d'abord des cristaux de cholestérine, puis un précipité rouge foncé amorphe. Ce précipité est coloré en bleu par l'acide azotique; il se dissout dans le chloroforme en donnant des solutions jaune d'or, et dans le sulfure de carbone en rouge orangé. Bref, la matière colorante du jaune d'œuf possède les mêmes réactions que celle des corps jaunes de l'ovaire.

La lutéine se distingue de la bilirubine par la réaction suivante:

La solution chloroformique traitée par la lessive étendue de potasse reste intacte, tandis que la bilirubine, dans les mêmes conditions, passe dans la liqueur alcaline en abandonnant le chloroforme.

Capranica (1) rapproche la lutéine de la matière colo-

(1) Capranica. Jahresb. Thierch., 1877, p. 317.

rante des gouttelettes graisseuses de la rétine, qui est peut être la substance qui donne naissance au pourpre rétinien.

Pourpre rétinien. — Boll (1) a découvert que la rétine de tous les animaux prend une coloration pourpre dans l'obscurité et se décolore après une exposition prolongée à la lumière suffisamment intense.

Cette couleur semble identique dans les yeux de tous les animaux qu'il a examinés, elle est complètement différente de celle de l'oxyhémoglobine. L'eau distillée la dissout en donnant une solution d'un rouge carmin magnifique qui passe rapidement au chamois à la lumière, puis se décolore. Tant qu'elle est rouge, elle absorbe la lumière du spectre depuis le jaune verdâtre jusqu'au violet, laissant seulement passer le jaune, l'orangé et le rouge.

L'alcool détruit le pourpre rétinien presque instantanément ; l'éther et le chloroforme le font passer d'abord au jaune-citron, puis le pâlissent pour l'éteindre en quelques minutes. La solution de chlorure de sodium a 10 0/0, la glycérine et le sérum sanguin, le conservent pendant 48 heures ; il en est de même des sels biliaires et du benzoate de soude, de l'alun, etc. ; l'eau distillée pendant 24 heures seulement. La lessive de potasse concentrée le détruit immédiatement ; l'acide acétique le fait passer instantanément au jaune d'or très intense. Le pourpre rétinien résiste à la putréfaction et à la digestion pancréatique.

Boll admet que le pourpre rétinien est engendré aux dépens de la matière jaune des gouttelettes huileuses de la rétine ; chez les grenouilles qu'il a observées, ces gout

(1) Boll. C. R. de l'Acad. des sc. de Berlin, 12 nov. 1876.
(1) Kühne. Untersuch. physiol. Und. Heidelb., 1877, t. I, p. 15 et 139.

telettes présentaient une coloration jaune d'or d'égale intensité pour celles qui avaient été maintenues à l'obscurité, tandis que chez celles qui avaient été exposées à la lumière, les cellules pigmentaires contenaient à la fois des gouttelettes colorées et d'autres, d'un jaune pâle ou même complètement incolores.

Capranica se range à cette opinion; il fait remarquer que les gouttelettes huileuses de la grenouille sont solubles dans l'alcool amylique, l'alcool methylique, l'éther, le chloroforme, la benzine et le sulfure de carbone; toutes ces solutions sont jaunes sauf la dernière qui est rouge.

D'autre part, l'acide sulfurique concentré les colore en violet puis en bleu foncé ; l'acide nitrique concentré les rend bleu verdâtre puis les décolore ; la solution d'iodure de potassium iodé les colore en vert puis en bleu verdâtre ; tous ces caractères appartiennent à la lutéine.

TÉTRONÉRYTHRINE. — Les yeux de certains faisans et des coqs de bruyère sont entourés d'un liséré rouge, froncé, entièrement dépourvu de poils, qui renferme une matière rouge découverte par Wurm, qui l'a nommée tétronérythrine. D'après Krukenberg elle ne diffère pas du pigment rouge très répandu chez les animaux invertébrés et que nous étudions dans le chapitre suivant sous le nom de *Zoonérythrine*. On la rencontre aussi chez un grand nombre de poissons.

MATIÈRES COLORANTES DES PLUMES D'OISEAUX. — La couleur des plumes d'oiseaux n'est pas toujours due à la présence de pigments isolables ; on sait qu'elle dépend, dans un grand nombre de cas, de la décomposition physique de la lumière blanche qui constitue le phénomène des *réseaux*.

Les plumes qui présentent par réflexion et par transparence la même coloration abandonnent aux divers dissolvants neutres des matières colorantes jaunes, rouges, lilas ou vertes, tandis que le pigment noir ne se dissout pas dans ces véhicules, mais peut être enlevé par l'ammoniaque ou les alcalis étendus ; il paraît être le corps que nous décrivons sous le nom de *mélanine*.

Le rouge des plumes du Calurus auriceps (grimpeurs) peut s'extraire par l'alcool bouillant et reste, après évaporation de la teinture, sous forme de poudre d'un rouge-orangé, insoluble dans l'eau bouillante, mais altérable à la lumière.

Les grandes plumes bleu violet des Touracos perdent leur couleur en se mouillant et abandonnent un pigment rouge. Par la dessiccation ces mêmes plumes reprennent leur couleur normale, ou, si l'oiseau meurt dans l'intervalle, elles prennent une couleur bleue qui devient insoluble dans l'eau.

En plongeant les plume dans de l'eau ammonicale et traitant le liquide filtré par de l'acide acétique, on précipite un pigment de couleur rouge (Bogdanow).

C'est à ce pigment rouge que Church (1) a donné le nom de turacine. Les plumes lavées à l'alcool et à l'éther sont desséchées et traitées par une lessive alcaline au 1/500e ; la solution est précipitée par l'acide chlorhydrique. On obtient de la sorte des paillettes d'un violet foncé tirant sur le pourpre, présentant une couleur kermés par transparence. Portée à 100°, cette matière colorante ne s'altère pas, mais devient bleu verdâtre foncée ; à une température plus élevée elle subit un commencement de fusion et dégage des vapeurs violettes. Elle renferme de l'azote et 5,80 0/0 de cuivre que ne peuvent lui enlever les acides faibles. Sa solution est caractérisée au spectroscope par deux bandes d'absorption dans le jaune et dans le vert.

(1) Church. Chem. News, 19, p. 265. Krit. Zeitsch., 12, p. 445.

Elle est insoluble dans l'éther et dans l'alcool, l'eau distillé la dissout en rose; les solutions alcalines en bleu; les alcalis et les acides concentrés la décomposent; elle joue le rôle d'un acide faible.

Schlege, Verreaux et Bogdanow ont encore isolé des pigments jaunes solubles dans l'acide acétique; toutes ces matières ont été incomplètement étudiées (1).

Mélanine. — Les couches les plus profondes de la trame muqueuse de l'épiderme (réseau de Malpighi) contiennent des cellules pigmentées qui donnent à la peau une apparence plus ou moins foncée, cette apparence atteint son maximum dans la race nègre. Dans certaines maladies cutanées le dépôt de ce pigment se localise pour constituer les nævi, le lentigo et les variétés diverses de chloasma qui apparaissent à la suite d'irritations répétées mécaniques (grattage), physiques (chaleur et radiation solaire), chimiques (sinapismes et vésicatoires); ou bien encore dans le cours de certaines maladies générales (cancer, impaludisme, maladie d'Addison, grossesse, etc.) Le même pigment ou du moins des produits analogues existent dans la choroïde, les cheveux, les plumes, et les poils noirs, dans les fanons de baleine, la peau des reptiles et des poissons, etc.

Tous ces corps sont amorphes, formés de grains plus ou moins fins qui se trouvent en suspension dans le liquide cellulaire et sont doués d'un mouvement moléculaire très prononcé. Leur granulation est si fine qu'il est souvent impossible de les retenir sur un filtre. On ne sait rien de leur origine que l'on a attribuée, sans preuve aucune, à la matière colorante du sang; la difficulté de leur préparation et la faible quantité de matière recueillie ont entravé leur étude; il est probable qu'ils ne doivent

(1) Bogdanow. C. R., t. 45, 46 et 54.

pas leur coloration à une substance unique, car les pigments bruns se dissolvent dans les alcalis caustiques, tandis que les noirs y sont insolubles. Quoi qu'il en soit, nous adopterons le nom de *mèlanine* qui a été donné à cette matière pigmentaire par Huenefeld, et nous rapporterons les travaux de Gmelin, de Dressler et Heintz qui ont été exécutés sur le pigment choroïdien et sur le pigment de cancers mélaniques. Le pigment noir de l'urine a été étudié dans le chapitre III, nous avons cru devoir en séparer également la matière noire sécrétée par divers mollusques, et nous la décrirons plus loin sous le nom de *mélaïne.*

Berzélius (1) a considéré le premier le pigment de la choroïde comme une substance organique particulière. A la suite d'analyses dues à Barruel et à Lassaigne, Breschet la considéra comme le produit d'une exhalation de sang dans les vésicules adipeuses (2), Heusinger, Lecat, Trousseau et Leblanc émirent plus tard des opinions analogues.

Voici comment Scherer conseille de préparer le pigment noir de la choroïde.

Les yeux de bœuf sont soigneusement débarrassés du sang qui les imprègne par immersion dans l'eau ; au moyen d'un pinceau en blaireau fin, on détache la mélanine de la membrane choroïdienne en opérant sous l'eau, puis on filtre la liqueur au travers d'un linge pour séparer les résidus membraneux ; la liqueur est évaporée et le résidu est épuisé par l'alcool et l'éther bouillants qui laissent une masse noire, très friable, plus lourde que l'eau, inodore et infusible.

(1) Lehrb. der Chem., 3e éd., t. IX, p. 522.

(2) Breschet. Considération sur une altération organique appelée dégénérescence noire, mélanose, etc. Paris, 1821.

Abstraction faite de 9,8 0/0 de cendres, elle renferme d'après Scherer :

C	=	56,88	58,28
H	=	5.95	5,92
Az	=	13,76	13,77
O	=	23 41	22,03

Les cendres renfermaient du chlorure de sodium et des phosphates de fer et de chaux.

La mélanine est insoluble dans l'eau, dans les acides étendus, l'eau de chaux, l'alcool, l'éther, les matières grasses et les essences.

Elle se dissout lentement et incomplètement dans une solution aqueuse et chaude de potasse, en dégageant de l'ammoniaque ; la solution est rouge brun et l'acide chlohydrique en précipite des flocons bruns qu'une solution alcaline froide redissout.

L'eau de chlore la décolore et la dissout en partie ; la portion non dissoute brunit sous l'influence de la potasse et entre en solution. L'acide azotique fumant la dissout avec effervescence en donnant une liqueur rouge brun. L'acide sulfurique donne une solution noire qui précipite par addition d'eau.

Deux pigments noirs trouvés dans le poumon ont donné à C. Schmidt, les nombres suivants :

C	=	72,65	66,77
Az	=	3,89	8,29
H	=	4,75	7,23
O	=	18,71	17,61

Dressler (1) a étudié de son coté une mélanine provenant d'un carcinome du foie, les masses noires conservées dans l'eau pendant un an avaient été débarrassées des substances étrangères par la putréfaction. Elle se

(1) Dressler. Chem. Centr., 1866, p. 395.

présentait sous forme d'une poudre amorphe d'un brun foncé, sans odeur ni saveur; elle colorait l'eau chaude en brun et se comportait comme la précédente sous l'influence des acides et des alcalis, mais elle se dissolvait en brun dans l'alcool; elle était insoluble dans le chloroforme et le sulfure de carbone.

Elle renfermait :

C = 51,73
H = 5,07
Az = 13,24
O = 29,93

et laissait 1,47 0/0 de cendres renfermant du fer.

Un pigment de carcinome a donné a Heintz (1) : C = 53,44, H = 4,02, Az = 7,10, O = 35,44.

Toutes ces analyses témoignent en faveur de la diversité des principes colorants ou de leur impureté.

Comme appendice à ce chapitre, nous étudierons encore deux matières colorantes qu'on ne rencontre pas dans les tissus de l'économie animale, mais que les chirurgiens ont depuis longtemps signalées dans les différentes variétés de pus bleus et verts.

Pyocyanine et pyoxanthose. — Les plaies en suppuration ou les surfaces mises à nu par un vésicatoire fournissent parfois une sérosité colorée en vert clair ou en bleu. Sédillot, qui publia les premières observations de suppurations bleues, attira l'attention des chimistes sur cette question, et Roucher, de Strasbourg, reconnut que la matière qui donne cette teinte au sérum est soluble dans l'eau et l'alcool, non coagulable par l'ébullition ou l'acide azotique, qu'elle rougit sous l'influence des acides

(1) Heintz. Archiv. f. path. anat., t. III, p. 477. Lehrb. der Zoochemie, p. 811.

à la façon du tournesol ; il en conclut qu'elle était de nature et d'origine végétale. Les auteurs qui s'occupèrent de son étude, après le travail de Roucher, la firent dériver soit de la biliverdine, soit de l'hématosine; Delore, la désigna sous le nom de *cyopine* (1), et Overbeck l'appela *pyoverdine* (2). Pour Schiff, certaines de ces suppurations devaient leur couleur à la présence de vivianite ou phosphate triferreux. Eichwald (3), la considère comme un mélange de peptone et de mucus modifié ; d'autres auteurs la prennent pour de l'indigotine.

Elle n'a été isolée à l'état de pureté qu'à partir des travaux de Fordos, qui fit connaître son mode de préparation et ses réactions en 1860 (1).

Vers la même époque Lucke soutenait que sa formation était liée à la présence de vibrions et Chalvet (Journal de pharmacie, t. XXXIII p. 377) supposait qu'elle était produite par une algue microscopique voisine du genre Palmella.

Nous savons aujourd'hui, grâce aux procédés de culture inaugurés par Pasteur, que c'est le *micrococcus pyocaneus* qui donne naissance à la matière colorante qui nous occupe, mais nous ignorons encore s'il est identique au micrococcus de Schrœder et à celui du lait bleu ; Cohn n'a pas osé trancher la question.

D'après Charrin (5) ce microbe est toxique, il se multiplie chez les animaux soumis à l'expérience et on le retrouve dans presque tous les organes : reins, poumons, sang, etc. ; il passe dans l'urine et celle-ci peut servir à faire de nouvelles cultures ; il est incolore, c'est son pro-

(1) Delore. C. R. T. LI, p. 296.
(2) Overbeck. N. Br. Arch., 81, p. 159.
(3) Eichwald. Wurtzb. med. Zeitsch., 5, 298.
(4) Fordos. Recherches sur la mat. col. des supp. bleues. C. R., 1860, p. 215 et 362.
(5) Charrin. Bull. de la Soc. de biologie, 6 juin et 21 nov. 1885.

duit de sécrétion, la pyocyanine, qui teinte en se dissolvant les liquides dans lesquels il se développe. La pyocyanine elle-même, séparée du micrococcus par un filtre en porcelaine, et injectée aux animaux ne paraît pas douée d'une grande activité.

Le meilleur procédé de préparation de la pyocyanine a été indiqué par Fordos (1).

On traite par l'eau les pièces de pansement, et la solution colorée est agitée avec du chloroforme ; celui-ci entraîne en même temps des matières grasses : on le sépare à l'aide d'un entonnoir à robinet et après l'avoir filtré on l'agite avec de l'eau contenant un peu d'acide chlorhydrique ou d'acide sulfurique ; la pyocyanine abandonne le chloroforme et passe dans l'eau acidulée à l'état de combinaison rouge, le chloroforme retient une matière colorante jaune (pyoxanthose) et les matières grasses. La dissolution aqueuse rouge est filtrée, puis saturée par du carbonate de baryte, la liqueur redevient bleue, on l'agite avec du chloroforme qui enlève la pyocyanine et l'abandonne à l'état cristallin lorsqu'après filtration on le laisse s'évaporer spontanément dans une capsule de verre. Les cristaux sont purifiés et débarrassés d'une trace de pyoxanthose par un traitement à l'éther qui ne dissout presque pas de pyocyanine.

Pour isoler la matière colorante jaune, on distille la liqueur chloroformique qui a servi à séparer la matière grasse dans la préparation précédente, on reprend par l'eau et on filtre pour séparer la graisse. Le liquide filtré est agité avec du chloroforme qui enlève la pyoxanthose et la donne ainsi par simple évaporation à l'état cristallisé.

La *pyoxanthose* est peu soluble dans l'eau, soluble dans le chloroforme, l'alcool, l'éther le sulfure de carbone et la benzine.

(1) Fordos. C. R. T. LVI, p. 1128.

Elle devient rouge au contact des acides forts, la potasse et l'ammoniaque la colorent en violet; cette réaction suffit pour la distinguer de la pyocyanine dont la solution acide rouge redevient bleue par les alcalis.

La *pyocyanine* cristallise en prismes bleus groupés en croix ou en rosaces.

Elle est soluble en bleu dans l'eau, l'alcool et le chloroforme, à peu près insoluble dans l'éther. Sa solution chloroformique est très altérable à l'air; il en est de même des cristaux qui prennent bientôt une teinte verte jaunâtre et cèdent alors à l'éther de la pyoxanthose. Cette dernière paraît donc être un dérivé oxydé de la pyocyanine.

La pyocyanine fond mais n'est pas volatile. Les acides la rougissent à la façon du tournesol, et les alcalis lui rendent sa couleur bleue. Elle est décolorée par le chlore et par l'essence de térébenthine.

Le même phénomène se produit sous l'influence du sulfure de sodium ou lorsqu'on abandonne la solution avec les leucocytes; mais il suffit de l'agiter à l'air pour voir reparaître la coloration primitive.

Elle se précipite par le tannin, réduit le ferricyanure de potassium; elle ne précipite pas l'alun ni l'acétate de plomb.

D'après Fordos, on doit la considérer comme une base organique pouvant produire avec les acides des combinaisons rouges. En ajoutant sur de la pyocyanine quelques gouttes d'acide chlorhydrique étendu et laissant évaporer, on obtient un produit rouge cristallisé en prismes à quatre pans, insoluble dans le chloroforme, et qui traité par le carbonate de baryte reproduit la pyocyanine. L'acide acétique donne dans les mêmes circonstances une combinaison rouge peu stable qui se dissocie à l'air; l'acide se dégage et les cristaux bleus de pyocanine reparaissent.

La solution de pyocyanine examinée au spectroscope ne donne pas de bande d'absorption.

On ne connaît pas la composition de ce corps intéressant ; on ne sait même pas s'il est azoté.

CHAPITRE V.

PIGMENTS DES ANIMAUX INVERTÉBRÉS.

HÉMOCYANINE. — Dans son mémoire sur la physiologie de la Seiche (1), P. Bert décrit le sang de cet animal comme un liquide blanc, très légèrement bleuâtre, qui, exposé à l'air, prend rapidement une belle couleur outremer. Il rapporte à l'absorption de l'oxygène de l'air le changement de couleur décrit plus haut et soupçonne qu'il se trouve dans ce liquide « quelque principe immédiat, analogue à l'hématocristalline des vertébrés. » Il fait cependant remarquer que cette coloration bleue apparaît dans le sang étendu d'eau et soumis à l'ébullition, ce qui semble indiquer que la substance qui lui donne naissance n'appartient pas au groupe des albuminoïdes.

En 1878, Frédéricq (2) compléta l'observation de Paul Bert. Il observa que la partie liquide du sang des poulpes (octopus vulgaris) renferme également une substance incolore formant avec l'oxygène une combinaison peu stable qui est d'un bleu foncé. L'action du vide, le contact avec les tissus vivants ou la conservation en vase clos suffisent pour dissocier cette combinaison et en

(1) Paris, 1870, p. 54.

(2) Frédéricq. Bull. de l'Académie royale de Belgique, 9e série, t. XLVI, 1876.

chasser l'oxygène. Cette substance joue dans la respiration du poulpe le même rôle que l'hémoglobine dans celle des vertébrés. Elle se charge d'oxygène dans la branchie du poulpe, puis cheminant dans le système artériel et dans les capillaires, elle transporte cet oxygène et le cède aux tissus qui en sont avides; le sang veineux du poulpe est incolore, le sang artériel bleu foncé; il se décolore quand l'animal est asphyxié. Frédéricq donne à cette substance le nom *d'hémocyanine*: elle paraît être la seule matière protéique contenue dans le sang de poulpe, comme le montre la méthode des coagulations successives par la chaleur; ce sang ajouté à une solution de chlorure de sodium au 1/10e se coagule à 69° en fournissant des grumeaux bleuâtres et un liquide clair parfaitement incolore.

L'hémocyanine a été séparée du sang par la dialyse; on obtient un liquide légèrement jaunâtre qui prend au contact de l'air une couleur d'un bleu foncé presque noir. En évaporant sa solution à basse température, elle donne une substance bleue, brillante, offrant l'aspect de la gélatine.

Elle ne donne pas de bande d'absorption à l'examen spectroscopique.

La solution d'hémocyanine se décolore par le vide, se coagule par la chaleur, par l'alcool, l'éther, le tannin, les acides minéraux et par la plupart des sels des métaux pesants, bichlorure de mercure, sulfate de cuivre, azotate d'argent. Elle se prend en gelée par l'acide acétique cristallisable et donne les réactions caractéristiques des albuminoïdes par le réactif de Millon, par l'acide nitrique et l'ammoniaque, par le ferrocyanure de potassium et l'acide acétique.

Elle brûle en répandant l'odeur de corne brûlée et en laissant un résidu riche en *cuivre*.

La présence du cuivre dans cette matière est le fait capital de la communication de Frédéricq, ce métal paraissant y jouer le même rôle que le fer dans l'hémoglobine, de sorte que la constitution de l'hémocyanine serait en quelque sorte calquée sur celle de la matière colorante du sang des animaux supérieurs.

Nous avons vu que l'oxyhémoglobine se décompose sous l'influence des acides en une substance protéique et en hématine qui retient tout le fer ; de même, l'hémocyanine traitée par l'acide chlorhydrique donne un coagulum de substance albuminoïde dont la cendre ne renferme pas de cuivre et un liquide qui fournit un résidu renfermant tout le cuivre de l'hémocyanine.

La substance cuprifère qui résulte ainsi du dédoublement de l'hémocyanine paraît former avec l'acide chlorhydrique et avec l'acide nitrique une combinaison se présentant sous forme d'aiguilles cristallines incolores. Il serait assurément intéressant de déterminer exactement la composition centésimale de cette substance et de s'assurer qu'elle est bien de nature organique : ce point apporterait un appui solide aux vues ingénieuses de Frédéricq qui demandent à être confirmées par de nouvelles recherches.

Mélaïne. — L'encre de seiche est la matière première d'où l'on tire la couleur connue sous le nom de sépia. Les premières analyses de ces substances ont été données par Prout (1) et par Gmelin qui ne paraissent pas s'être préoccupés d'obtenir d'abord le pigment à l'état de pureté.

Prout trouva cette encre difficilement combustible, non fusible ; les cendres renfermaient beaucoup d'oxyde de fer. Elle était insoluble dans l'acide sulfurique et dans l'acide chlorhydrique chaud, mais soluble dans l'acide azotique avec coloration rouge-brun et dégagement de

(1) Prout-Thoms. Ann. 5, 419.

vapeurs nitreuses. Elle se dissolvait en partie dans l'ammoniaque et dans la lessive de potasse bouillante en donnant une coloration foncée.

Au contraire, l'encre que Gmelin examina laissait peu de fer à la calcination et se dissolvait dans l'acide sulfurique.

Bizio (1) donna le nom de mélaïne au principe immédiat qu'il retira en séparant le pigment par le filtre et traitant la matière insoluble par l'eau et l'alcool bouillants puis par l'acide azotique étendu et chaud, de sorte que les caractères qu'il en donne répondent peut-être à un pigment altéré. Il lavait ensuite la matière par le carbonate de potasse pour enlever l'excès d'acide, puis enfin par l'eau.

Il obtenait ainsi une poudre noire, douce au toucher, que le chlore ne pouvait décolorer, détonnant par la chaleur, et décomposable par les acides concentrés. Cette poudre se dissolvait totalement dans l'eau bouillante, l'alcool, les sels métalliques et les acides, elle était nsoluble dans l'acide chlorhydrique ; les alcalis donnaient une solution noire et poisseuse. L'acide acétique, l'alcool et l'éther étaient sans action sur elle.

Hosaeus (2) examinant le contenu desséché de la vessie de la seiche, le trouva noir, très dur, à cassure conchoïdale, ayant une densité de 1,275 et renfermant 20 0/0 d'eau et 11 0/0 de cendres qui ne contenaient ni fer ni phosphore. Abstraction faite des cendres, elle donna à l'analyse C = 44,2; Az. 9.9; H = 3,3; O = 42.6.

Cette matière était insoluble dans l'eau, l'acide acétique, l'alcool, l'éther, le chloroforme et la benzine; elle était décomposée par l'acide sulfurique ; l'acide azotique et la potasse concentrée la dissolvaient, le premier en rouge, la seconde en brun.

(1) Bizio. Handv. der Chemie, t. V, p. 160.
(2) Hosaeus. Archiv. der Pharm., t. CXX, p. 27.

L'étude du noir de seiche a été reprise dans ces derniers temps par Girod (1); son travail est le plus complet de ceux qui ont été faits sur cette matière.

Si l'on extrait avec précaution le liquide contenu dans la poche, il se montre d'un brun-noir intense ; on observe à sa surface de longues traînées ou de larges taches possédant un reflet bleu foncé. La réaction est alcaline ; au microscope on distingue un sérum transparent et une multitude de petits corpuscules d'une ténuité extrême. Il renferme environ 60 0/0 d'eau, 30 0/0 de matières organiques insolubles, 1 0/0 de matières solubles dans l'eau, l'alcool et l'éther, et 9 0/0 de matières minérales.

Girod extrait la mélaïne par la série des traitements suivants :

L'encre sortant de la poche est mise en digestion pendant vingt-quatre heures, dans l'alcool concentré ; il se forme un coagulum que l'on sépare par le filtre et qu'on traite par l'éther, l'eau et l'acide acétique maintenu à une douce température ; chacun de ces traitements ayant une durée de vingt-quatre heures. On lave une deuxième fois à l'eau jusqu'à cessation de réaction acide et l'on fait digérer la substance dans une solution légère de carbonate de potasse additionnée de quelques gouttes de potasse caustique.

Sous l'influence de ce traitement les granulations pigmentaires se précipitent au fond du vase. On les lave encore par décantation puis avec de l'acide chlorhydrique au dixième ; après un dernier lavage à l'eau, on les recueille et on les sèche à 100°.

Après cette purification, la matière ne donne plus de cendres appréciables, et fournit à l'analyse :

	GIROD		VARIOT
C =	53,6	53,9	54,4
H =	4,04	4,02	3,05
Az =	8,8	8,6	8,1

(1) Girod. Archives de zoologie expérim., 1882.

Elle est insoluble dans l'eau l'alcool, l'éther, les alcalis et presque tous les acides ; cependant la potasse concentrée prend à son contact une teinte brunâtre ; il en est de même de l'acide sulfurique à chaud ; l'acide azotique donne une solution acajou en dégageant des vapeurs rutilantes ; elle est décolorée par le chlore.

Ces propriétés permettent de la considérer comme une matière distincte de la mélanine extraite de la choroïde et des carcinomes.

Punicine. — On trouve dans un certain nombre de mollusques, et en particulier chez plusieurs espèces des genres *purpura*, *murex*, *janthina*, etc., des organes glandulaires étalés qui sécrètent un mucus blanchâtre ou légèrement jaune renfermant le chromogène d'une belle matière pourpre à laquelle Schunck a donné le nom de *punicine*.

Elle était connue des anciens sous le nom de *pourpre de Tyr* et sa valeur était si grande qu'au dire de Théopompe elle se vendait en Asie au poids de l'argent. Il existait à Narbonne, au temps des Romains, des ateliers de teinture en pourpre, de création phénicienne ou carthaginoise.

Réaumur avait remarqué qu'un linge imprégné du liquide dont nous parlons devient pourpre lorsqu'on l'expose au dehors et ne prend pas cette couleur lorsqu'on le conserve dans les habitations ; il en avait conclu qu'il fallait un courant d'air pour produire le phénomène. Mais ce n'est pas l'oxygène qui intervient dans ce cas, ce n'est pas non plus un ferment, car la sécrétion, après avoir été portée à la température de l'ébullition, présente les mêmes changements de teinte. C'est sous l'intervention des rayons solaires que le chromogène devient d'abord jaune-citron, puis jaune-verdâtre ; il passe au vert et vire enfin au violet qui se fonce de plus en plus.

En plein soleil, avec une étoffe imprégnée de cette matière, on obtient, en la recouvrant d'un négatif, de magnifiques épreuves photographiques dans un temps qui varie de 2 à 8 minutes (H. de Lacaze-Duthiers).

Il convient de mouiller l'étoffe; en même temps que le changement de couleur, il se développe une odeur vive et pénétrante comparable à celle de l'asa-fœtida ou de l'essence d'ail.

La matière qui n'a pas été influencée par la lumière est soluble dans l'eau et dans l'alcool ; devenue violette, elle est parfaitement insoluble; à Mahon, les matelots en marquent leur linge.

La préparation du pourpre est des plus simples ; on traite la sécrétion par l'alcool et on expose la solution au soleil : la punicine se dépose sous forme d'une poudre à apparence cristalline, insoluble dans l'eau, l'alcool, l'éther, peu soluble dans la benzine et l'acide acétique bouillants ; très soluble à chaud dans l'aniline et dans le phénol. Cette solution présente une large bande d'absorption commençant à C et dépassant la lettre D. Elle fournit un sublimé vers 190°; se dissout dans l'acide sulfurique sans former de sulfacide; elle est réduite par une solution alcaline d'oxyde stanneux et se recolore à l'air. La potasse et l'ammoniaque ne l'altèrent pas; elle résiste bien à l'action de l'acide azotique étendu de son volume d'eau (1).

Ces caractères attribués par Schunck à la punicine semblent se rapporter à un mélange de deux substances colorées et ne doivent pas être pris à la lettre.

A. et C. de Négri ont soutenu que le pourpre du Murex est composé de deux substances, dont l'une est de l'indigo, ce qui expliquerait la formation du sublimé bleu cité plus haut.

(1) H. de Lacaze-Duthiers. Ann. des sciences natur, 1859, sér. 4, t. XII, p. 5.

(2) Schunck. Comptes rendus, t. XCI, p. 238.

Il nous paraît impossible de ne pas rapprocher de la punicine la matière colorante de la *limace rouge*. La sécrétion produite par cet animal est primitivement incolore et, sous l'influence de la radiation solaire, devient très rapidement jaune, verte, bleue, rouge et enfin pourpre. Le pigment exhale aussi une odeur d'asa-fœtida ; il renferme du cuivre, d'après Bizio (1). Il se décolore par le chlore, n'est pas altéré par l'acide sulfurique qui le dissout ; l'acide nitrique concentré le transforme en une matière jaune d'or en développant des vapeurs nitreuses. Il est insoluble dans l'eau, l'alcool et l'éther, ainsi que dans les acides étendus, l'ammoniaque et les alcalis. Bref. il possède à peu près tous les caractères de la punicine.

Zoonérythrine. — Un très grand nombre d'animaux invertébrés et même de poissons possèdent un pigment d'un rouge écarlate qui ne diffère en rien de la tétronérythrine trouvée dans le liseré rouge des coqs de bruyère. Ce pigment, d'après de Merejkowski, joue un grand rôle dans la respiration cutanée des animaux inférieurs et peut être comparé, à ce point de vue, à l'hémoglobine du sang des animaux supérieurs. Il a reçu de ce naturaliste distingué et de Krukenberg le nom de zoonérythrine et possède les caractères suivants : il est insoluble dans l'eau ; se dissout facilement dans l'alcool, l'éther, l'essence de térébenthine et l'acide acétique ; il donne avec les acides minéraux, et particulièrement avec l'acide sulfurique, une coloration bleue ; avec le sulfure de carbone, il se dissout en donnant une coloration rouge-carmin ; enfin la lumière le décolore.

D'après Krukenberg qui l'a signalé le premier dans les *suberites* (spongiaires) le pigment ne renferme ni manga-

(1) Bizio. Journ. de chimie méd., t. X, p. 39.

nèse, ni fer, ni cuivre. Il n'a pas été obtenu à l'état cristallisé et sa composition est inconnue.

Il semble se transformer sous l'influence de l'oxygène et de la lumière en un produit d'oxydation incolore, car un papier teint en rouge par la zoonérythrine se décolore à l'air tandis que dans le vide (non absolu) la décoloration n'a lieu que très imparfaitement (de Merejkowski).

C'est en zoonérythrine que se transforment un grand nombre de pigments bruns, bleus ou violacés des animaux inférieurs, sous les influences les plus diverses : cuisson. alcool, acides, etc. Tels sont, en particulier, les pigments des écrevisses et des homards.

Parmi ces corps apparentés à la zoonérythrine nous citerons (1) :

La *velelline*, pigment bleu, soluble dans l'eau, que les acides, les alcalis, l'alcool et la chaleur transforment en zoonérythrine (velella, porpita, astacus, etc.).

L'*échinastrine*, pigment rouge soluble dans l'eau, contenu dans les tissus de l'*échinaster* et de plusieurs autres étoiles de mer (échinaster, caprella dentata).

L'*astroviridine*, pigment vert également transformable en pigment rouge (asterina gibbosa, caprella, tipton, palœmon viridis, etc.).

L'*astrogriscine*, pigment d'un joli gris (astropecten aurantiacus).

L'*ophiurine* pigment brun jaunâtre des ophiures.

L'*astroviolettine*, pigment violet de l'astropecten bispinatus.

Citons encore parmi les pigments des animaux invertébrés, dont la nature chimique est inconnue, et sur lesquels nous ne pouvons nous arrêter :

La *subéritine*, matière colorante de l'éponge violette ; l'*astroïdine*, pigment jaune citron signalé par M. de La-

(1) De Merejkowski. Bull. de la Soc. zool., t. VIII, p. 89.

caze-Duthiers dans l'astroïdes calicularis ; la *pélagéine*, pigment violet des tentacules et des organes génitaux de la méduse (pelagia noctiluca) ; l'*échinorubine*, de l'oursin (Toxop. brevispinosus) ; la *rhizostomine*, pigment d'un violet intense, étudié par R. Blanchard (1) qui en a déterminé la réaction et le spectre d'absorption, etc., etc.

ACIDE CARMINIQUE. — Les femelles de divers *coccus* (insectes hemiptères de la famille des gallinsectes) renferment un principe colorant rouge qui n'a été isolé qu'au commencement de ce siècle ; Pelletier et Caventou obtinrent, les premiers, en 1818, la *carmine* qu'ils considérèrent comme un produit azoté ; en 1845, Arppe et Warren de la Rue ayant préparé la matière à l'état de pureté, démontrèrent qu'il joue le rôle d'un acide et qu'il ne contient pas d'azote, son étude a été complétée par Schutzenberger qui en a déterminé exactement la composition et par Hlasiwetz qui a démontré sa fonction de glucoside.

Pour préparer l'acide carminique on peut suivre le procédé de Arppe et Varren de la Rue :

La cochenille en grains est privée de ses matières grasses par l'éther puis épuisée par plusieurs décoctions dans l'eau. Le liquide rouge est acidulé par l'acide acétique et traité par l'acétate neutre de plomb ; il se forme un précipité bleu violet composé principalement de carminate de plomb, de phosphate de plomb avec un peu de matière azotée ; après un long lavage à l'eau, le précipité plombique est décomposé, en présence de l'eau, soit par l'acide sulfurique, soit par l'hydrogène sulfuré. L'acide carminique est mis en liberté et se dissout, tandis que l'acide phosphorique reste uni au plomb. Le liquide est évaporé à siccité au bain-marie, et le résidu est repris par l'alcool absolu. Par l'évaporation et le refroidissement de

(1) R. Blanchard. Bull. de la Soc. zool. de France, VII, p. 402.

la solution alcoolique, on obtient l'acide carminique cristallisé en mamelons.

L'acide carminique possède une belle couleur rouge pourpre ; il est très soluble dans l'eau et dans l'alcool, à peine dans l'éther pur ; il se dissout également et sans altération dans les acides chlorhydrique et sulfurique concentrés ; les alcalis le colorent en pourpre sans le précipiter de sa solution aqueuse ; mais ils donnent des précipités dans sa solution alcoolique. Les solutions de chaux et de baryte ainsi que la plupart des sels métalliques précipitent en bleu pourpré les solutés aqueux d'acide carminique.

Le chlore, le brome et l'iode l'attaquent rapidement ; l'acide azotique concentré le transforme à chaud en un mélange d'acide oxalique et nitro-coccusique (nitro-coccique).

Schaller attribue à l'acide carminique la formule $C^9H^8O^6$, tandis que les analyses de Schutzenberger opérées sur les acides cristallisés ont donné des nombres se rapportant aux formules $C^9H^8O^5$ et $C^9H^8O^7$ qui tendent à faire admettre deux sortes d'acide différant par leur teneur en oxygène.

D'autre part, Hlasiwetz a reconnu que l'acide carminique se dédouble par l'acide sulfurique étendu en un sucre réducteur, inactif et non fermentescible et en une matière colorante nouvelle représentée par la formule $C^{11}H^{12}O^7$. Même en doublant les formules de Schutzenberg et de Schaller, il est impossible de rendre compte de cette décomposition par une équation simple.

Ce rouge de carmin se présente en masse brillante d'un rouge pourpre foncé avec reflets verts ; il est soluble dans l'eau et dans l'alcool, insoluble dans l'éther. Il forme avec les bases des composés qui répondent à la formule $C^{11}H^{10}M^2O^7$.

Ce même corps fondu avec de la potasse fournit les

acides acétique, oxalique et succinique, et une matière cristallisée la coccinine, que Liebermann et Dorp considère comme une hydroquinone $C^{16}H^{12}O^{6}$ (?).

Warren de la Rue a obtenu dans l'oxydation de l'acide carminique par l'acide azotique un dérivé nitré désigné sous le nom d'acide nitrococcique $C^{8}H^{5}(AzO^{2})^{3}O^{3}$.

Liebermann et Van Dorp ont reconnu que ce corps chauffé avec de l'eau à une température de 180° donne naissance à de l'acide carbonique et à du trinitro crésol $C^{7}H^{5}(AzO^{2})^{3}O$.

L'acide sulfurique dissout l'acide carminique, ainsi que nous l'avons indiqué, sans le décomposer ; cette solution stable à la température ordinaire, devient violette à 125 et abandonne par dilution de la *ruficoccine* $C^{16}H^{10}O^{6}$, insoluble dans l'eau, soluble dans l'alcool et l'éther, les alcalis et l'acide sulfurique ; ce corps représente un quinon dérivé d'un carbure $C^{16}H^{12}$

La solution ammoniacale d'acide carminique se modifie à la longue en donnant une liqueur que les acides ne font plus virer au rouge jaunâtre, et donne un précipité violet avec le bichlorure d'étain ; Schutzenberger a reconnu qu'il se forme dans cette circonstance un amide de l'acide carminique. On peut obtenir, d'après le même savant, de l'éther éthyl-carminique en chauffant du carminate de soude avec de l'iodure d'éthyle.

L'acide carminique possède un spectre d'absorption qui varie avec la nature du dissolvant. Girard et Pabst ont donné à ce sujet les indications suivantes :

Les solutions de carminate de potasse ou d'ammoniaque présentent une bande obscure s'étendant du jaune au vert (D à E); la solution acide et alcoolique donne une bande comprise entre D-E et G de Frauenhofer avec un maximum en E.

La solution acide aqueuse offre une bande s'étendant de C-D à G avec deux maxima l'un entre D-E, l'autre entre

E-F ; enfin la solution alcoolique de cochenille éteint le vert.

La propriété la plus importante de l'acide carminique est de former avec un grand nombre de sels des produits insolubles colorants qui l'ont fait utiliser dans la teinture ; quelques-unes des *laques* de carmin ne peuvent être préparées qu'avec la cochenille ce qui prouve que la matière animale contenue dans l'insecte joue un certain rôle dans leur formation. L'étude des carminates n'a pas encore été faite d'une façon méthodique.

TABLE DES MATIÈRES

CHAPITRE IV

CHAPITRE V

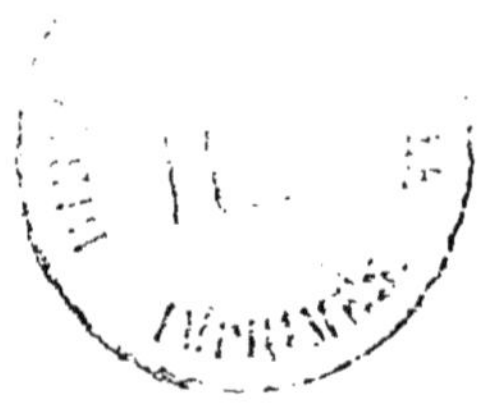

Paris. — Typ. A. PARENT, A. DAVY, succ., imp. de la Faculté de médecine, 52, rue Madame et rue Corneille, 3

www.ingramcontent.com/pod-product-compliance
Ingram Content Group UK Ltd.
Pitfield, Milton Keynes, MK11 3LW, UK
UKHW012049240726
13965UKWH00003B/1162